居家

坐月子宝典

解超英 编著

甘肃科学技术出版社

图书在版编目（CIP）数据

居家坐月子宝典/解超英编著. --兰州：
甘肃科学技术出版社, 2017.10
ISBN 978-7-5424-2453-2

Ⅰ. ①居… Ⅱ. ①解… Ⅲ. ①产褥期－妇幼保健－基
本知识 Ⅳ. ①R714.6

中国版本图书馆CIP数据核字 (2017) 第236872号

居家坐月子宝典
JUJIA ZUOYUEZI BAODIAN

解超英　编著

出 版 人　王永生
责任编辑　毕　伟
封面设计　深圳市金版文化发展股份有限公司

出　版　甘肃科学技术出版社
社　址　兰州市读者大道568号 730030
网　址　www.gskejipress.com
电　话　0931-8773238（编辑部）　0931-8773237（发行部）
京东官方旗舰店　http://mall.jd.com/index-655807.btml

发　行　甘肃科学技术出版社　印　刷　深圳市雅佳图印刷有限公司
开　本　889mm×1280mm　1/24　印　张　8　字　数　270千字
版　次　2018年1月第1版　印　次　2018年1月第1次印刷
印　数　1～6000
书　号　ISBN 978-7-5424-2453-2
定　价　35.00元

月子坐得好，一生没烦恼

产后坐月子期间是改变女性体质的重要阶段，月子坐得好，可以改善女性在怀孕前常见的手脚冰冷、痛经等妇科疾病，打造人人羡慕的好体质；反之，月子如果坐不好，就会产生容易腰酸背痛、皮肤松弛、子宫下垂等后遗症！

产妇坐月子需要4～6周，这是一段针对妊娠及分娩对产妇身体造成损伤而制定出补充元气、调养生息的特殊护理周期。产妇的身体虚弱，需通过充分休息、补充营养、适当运动等各方面调理来加以改善，使身体器官和精神得以恢复，让产妇的身体能够尽快恢复到怀孕前的水准。

新生儿刚刚来到母体外的世界，有很多不适应的情况，必须对其特别照料与养护。对于新手爸妈来说，没有育儿经验，心理期望值又高，因而在育儿过程中，内心常常会不停交织着焦虑和紧张。对于上一辈人的老经验，也会担心过时了或者不科学；从网络上看来的经验，有时又感觉不完全实用，但也不可能大事小事全都跑去找专家咨询。

为了帮助妈妈轻松顺利地渡过产褥期，解决育儿难题，本书详细介绍了生产、育儿的各种过程，让新手妈妈清楚了解生产、坐月子及照顾新生儿的知识、方法和技巧。从生产前的准备事项开始着手，育产期前30天就要事先选购好住院用品、宝宝用品和哺乳用品，生产时才无后顾之忧。对于生产的过程，选择自然产或剖宫产，也都有清楚的说明，让怀孕妈妈临产时不慌乱。产后坐月子期，则是从坐月子的选择方式开始介绍，产后妈妈可以依照自己的需求，选择最适合自己的坐月子方式。坐月子期间最重要的产后6周生活护理和饮食调养，本书中都有精心的规划，并指导妈妈如何处理产后的各类不适或问题，帮助新手爸妈了解更多科学的方法，包括在产后让辛苦的妈妈更轻松的要领，以便坐月子的过程更顺利、更轻松。此外，为了让产后妈妈恢复怀孕前的窈窕美丽，只要掌握本书中的产后瘦身原则和美肤秘诀，保证妈妈产后比产前更年轻！书中更特别介绍新生儿的照护方法，教会新手爸妈在日常生活中如何正确地照顾新生儿，让每个妈妈都能开开心心坐月子，享受美好的休养时光。

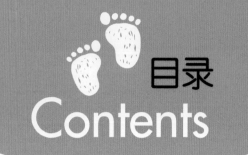

目录
Contents

Part 1
迎接宝宝的准备

Part 2
挥别产后抑郁，
开心坐月子

Part 3
宠爱妈妈的
产后生活照护

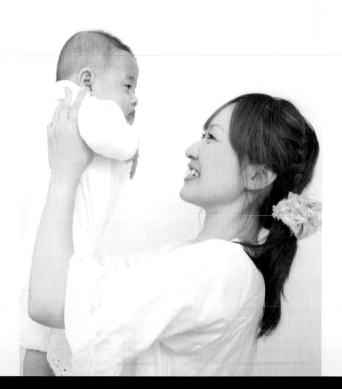

Part 4
吃对月子餐，拥有好体质

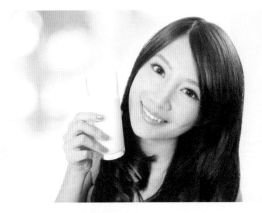

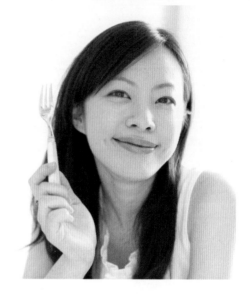

Part 5
跟着动一动，产后更美丽

Part 6
照顾新生儿，一点也不难

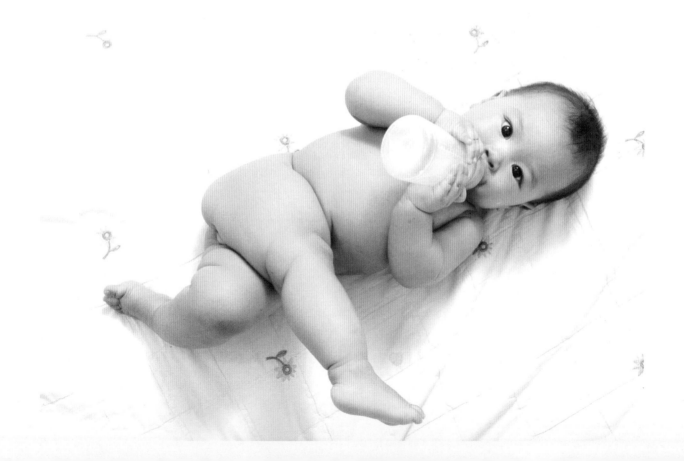

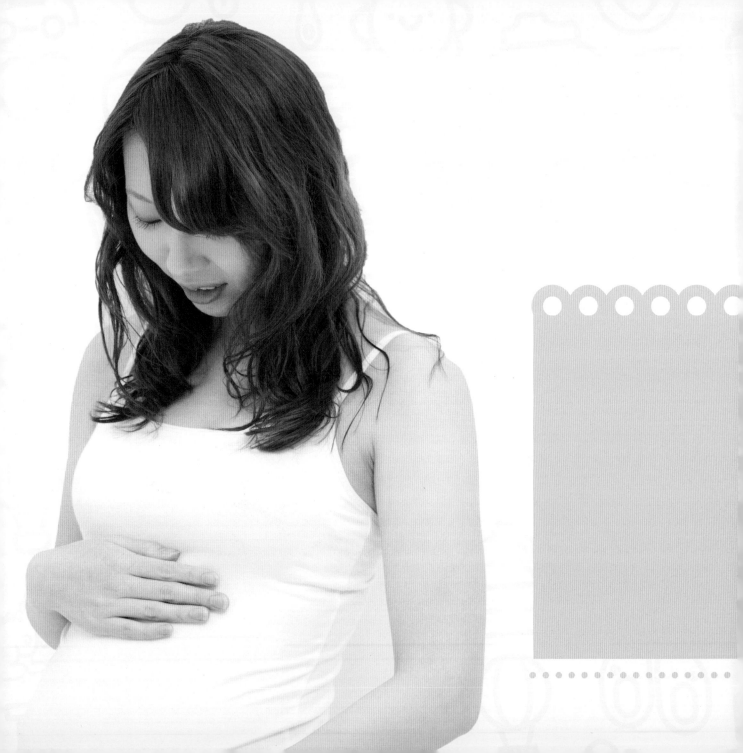

Part 1
迎接宝宝的准备

辛苦怀胎十月，终于准备要跟宝宝见面了！在生产前，妈妈住院及哺乳用品、宝宝用品都要提前准备齐全，临产时才不会过于慌乱。此外，接近预产期时，妈妈更要清楚了解分娩的前兆，才能知道自己是不是要生产了，该做何种紧急的应变处理，还有生产的过程、分娩时可能遇到的问题、异常分娩等各种分娩相关知识，在本章中也都有详尽的解说，让妈妈在产前的可以对分娩这件事有全方面的了解，并做好充足的心理准备，以最万全的心理状态和丰富的知识，安心迎接宝宝的出生。

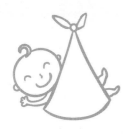

生产前的心理准备和规划

随着预产期越来越接近，妈妈的内心除了充满即将见到宝宝的期待，也有许多紧张和不安，在这段期间妈妈要尽量调适心情，以愉悦的心情迎接宝宝的到来。

以积极乐观的心态迎接宝宝

首先，怀孕妈妈需明确了解因怀孕而引起的身体状态，当然也应该注意一些必需注意的常识，让自己在生产时不会过于慌乱。同时，相信自己可生出健康宝宝的信心和积极的态度，以迎接即将面临的生产，便是顺利生产的最大秘诀。

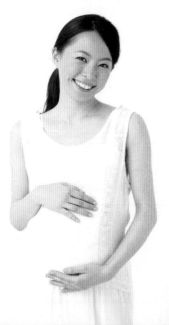

↑ 怀孕妈妈越在接近预产期时，越要以乐观放松的心情面对，开心迎接宝宝的到来。

足月出生的婴儿，体重平均约3千克，肚围亦因母体本身的体格、初产、经产之不同而互异。若要比较一些细微之点，生产可说是因人而异。虽然如此，多数的孕妇都能顺利生产并养育子女。

而所谓的无痛分娩，是一种精神预防性的无痛分娩和引导法，只要自己积极地面对生产，就会有极佳的效果，对胎儿亦完全无害，可说是理想的生产法。一般人常会认为，使用药物之无痛分娩，因为使用消除疼痛的药，所以便会完全无痛感。但如果从生产开始到结束，完全都没有痛感，子宫的收缩感也随之消失，造成生产时间的延长，胎儿即使出生后，亦会较慢开始呼吸。因此，使用药物需要限制，听从医师的专业建议为佳。

留意身体的变化

怀孕时的一些异常现象，只要多加小心，多数都能平安度过。所以孕妇应避免无谓的外出、过于疲劳以及意外状况，同时要充分地休息，保持身体的清洁，拥有充足的睡眠，培养体力，为生产做准备。

对于分娩时的相关知识，像是不用药物的精神预防性无痛分娩，剖宫产该准备的资料、术后恢复以及自然分娩的一些辅助动作、生产时用力的要领等，必须事先练习。

除此之外，孕妇罹患其他疾病时，必须和妇产科医生以及此一疾病的专科医生商量，让医生了解情况以采取预防措施。而且，必须彻底治疗妊娠毒血症、贫血等疾病，尽可能预防分娩时的异常。

确定生产的地方

一般而言，医院里的设备完善，亦有专科医生、护士的照顾，遇有紧急危险时，可做妥善的处置。小诊所的设备不如医院完善，所以到小诊所生产时，需找有经验、可信任的医生或助产士，但还是建议怀孕妈妈尽量选择可靠的医院或知名的诊所进行生产。很多被认为正常的生产，亦有难以预测的异常事态发生，而且因不知孕妇产后会有多少的出血（生产出血平均约500毫升），一旦引起大量出血，将危及母体生命的安全，必须立刻做紧急处理。因此，生产地方的选择十分重要，最好是在一开始做产检的医院或诊所生产，医生也比较好掌控妈妈的身体状况。

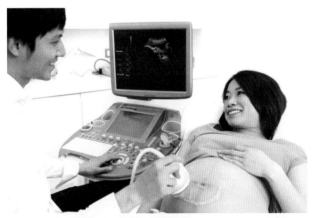

➊ 生产是一件危险的事，选择有经验的医生和设备完善的医院，可以减轻风险。

注意生产的征兆

快生产时，大多数的孕妇都能感觉自己身体生产的前兆，一有生产征兆，必须先通知丈夫、家人，避免无谓的外出，还要确认住院生产所需的物品是否齐全。生产前身体的变化如下：

1.子宫向前、下方凸出

感觉胸部突然放松起来，胃不再有压迫感，有食欲，感觉轻松。

2.胎儿下降

感觉下腹部膨胀，腰部发胀，腹部变硬，且此感觉愈来愈强烈。

3.小便频繁

因胎儿的头压迫膀胱，小便后亦感觉残留着尿液，因而使孕妇小便频繁，特别是晚上要起来尿2～3次，而且经常有便意；同时分泌物增多，黏液增加。

4.胎儿变得安静，不再拳打脚踢

临产前虽说胎儿会静止不动，但不是完全不动，胎儿几小时或一天以上都不动，便是异常现象，要特别注意。

此外，生产的征兆因人而异，生产时亦各不相同。第一次生产的人，生产征兆大都能清楚地感受到，但有时无法确认所有的征兆，而且征兆也因人而异。有了将近生产的征兆后，实际上距离生产有时还有1～2周的时间。高龄产妇或是曾人工流产者，征兆比初产者更为明显，距离生产的日数亦较长。已有生产经验的人，则可能对于生产征兆全然无觉，有些人甚至没什么征兆就突然生产。

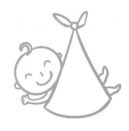

准备婴儿用品

为即将出生的宝宝用心挑选婴儿用品是一件幸福的事情，而且必须提前准备好宝宝出生时需要的婴儿用品。让我们一起学习如何挑选婴儿用品的要领吧！

宝宝用品的挑选

对直接接触婴儿皮肤的内衣，先仔细检查它的质地。用料选择吸水性和保温性都很优越的100%纯棉产品最适合，为防止衣缝碰到婴儿皮肤，宜选择衣缝向外突出的衣服。夏天给婴儿穿的衣服选用透气性好的纱布毛巾或纯棉布料，春天和秋天选用针织品，冬天则用保温性佳的产品。尿布选择柔软，吸水性强的纯棉制品。

1.婴儿上衣

婴儿最基本的内衣，选择透气性、吸汗性好的纯棉制品，忌花边和装饰，样式尽量愈简单愈好。一般应准备3~4件。

2.纱布、毛巾、手帕

在给婴儿喂奶、擦汗及洗澡时使用。准备多张柔软、吸水性佳的手帕。应准备10~20条。

3.罩衣

套在上衣外面穿，夏天可只穿上衣，准备2件。

4.尿布

尿布一般选择柔软、吸水性好的纯棉制品。婴儿一般大小便频率高，所以量要备足，需30~40片。

5.围兜

新生婴儿的肠胃尚在发育，容易呕吐，唾液也很多，应常备围兜。准备3~7条。

6.尿布罩

可以防止因大小便把衣服弄湿。尿布罩应选择防水性佳的产品。准备3~4件。

7.贴身内衣

满100天的宝宝开始穿上长袖内衣。应准备稍微宽松的尺寸。准备2~3件。

8.手套、袜子

新生婴儿双手乱动而用指甲抓伤脸颊的事情时常发生，所以在家的时候，应该暂时把宝宝手脚包好。准备2套。

9.兔装

选择前襟部分为侧扣样式的兔装，以便于更换尿布。兔装既可用作内衣，也可用作室内服，最适合婴儿满100天后穿。准备2件。

10.婴儿车、安全座椅

挑选婴儿车和安全座椅时，要考虑到适用性，必须可以从新生儿时期开始使用到6岁左右。

宝宝寝具的选择

1.婴儿棉被及被套

婴儿棉被不要过于松软，被套应选择又轻又保温的产品。因为婴儿流汗多，所以选择吸水性很好的纯棉制品最为适宜。大约准备2套替换。

2.包巾

外出时包裹婴儿的保暖包巾。夏天用薄包巾，冬天用厚包巾。包巾到周岁时还可以当被子用。大约准备2件替换。

3.婴儿床

如果除去新生儿父母的床，卧室里还有空间的话，那么可以考虑购买一张婴儿床。购买婴儿床时除考虑安全性之外，还要充分考虑以后的活用度。

4.荞麦枕头

枕头里装荞麦，能帮助容易发烧的婴儿降温且有利于睡眠。考虑到婴儿出汗多的特点，枕头罩应选择吸水性强的棉制品。大约准备2个替换。

5.凹枕头

凹形的枕头可以使婴儿的头部长得更漂亮。应选择触感好的纯棉制品。大约准备2个替换。

6.睡袋

睡袋一定要宽松，睡袋的长度和宽度都要足够，不要妨碍孩子的肢体发育。应选择触感好的纯棉制品。大约准备2套替换。

7.尿布垫

防止婴儿大小便弄脏被褥，接触皮肤的位置选择柔软的棉质材料。大约准备2张替换。

哺乳用品的挑选

选择母乳喂养还是牛奶喂养，最终将决定所需准备的哺乳物品。本来想好用母乳喂养，但生完宝宝后情况却可能发生变化，所以提前列好一份必要的物品清单会比较好。如果选择牛奶喂养，就把大部分的喂奶用品准备好；如果是选择母乳喂养也要事先购买好必需的用品，然后再根据具体情况添加喂奶用品。

1.奶瓶消毒器

一套组合消毒器具包括能彻底清洗奶瓶的刷子、将消毒完毕的奶瓶取出来的镊子、奶瓶干燥机。可利用家里现有的平底锅专门用于奶瓶消毒，目前，大部分的妈妈比较常用奶瓶消毒锅。

2.奶瓶

选择能用热水消毒，轻易擦洗的奶瓶产品。喂牛奶时应购买至少4个大瓶和2个小瓶。即使是喂母乳，也需要用奶瓶给宝宝喂果汁、麦茶等，所以最好至少准备2~3个。

3.吸奶器

只用于母乳喂养的情况。为了下一次喂奶时乳汁能顺利分泌，妈妈可利用它将剩余的乳汁全部挤出来。如果不将剩余的乳汁充分挤出的话，容易患乳腺炎。

4.防溢乳垫

喂养母乳的产妇因为不断分泌乳汁，内衣经常被沾湿，外出时在胸罩里放置防溢乳垫会很方便。

5.奶嘴

在宝宝吃奶太多或吸吮手指时使用。

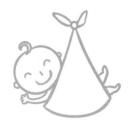

准备入院和出院用品

怀孕后期最好将去医院、住院、出院时需要的用品一一整理，放入包包中，再放在明显的地方妥善进行保管，这样在阵痛来临时也能不慌张。

必须住院生产的孕妇

最近，高危险怀孕在世界愈来愈普遍。所谓高危险怀孕，是指有内科、外科、妇产科上的合并症，基于经济、社会的理由，对母子健康、生命有不好影响的怀孕而言。具体的情况主要如下：

1.初产者

特别是30岁以上的高龄初产，或是须经3年以上受孕调节才怀孕的初产妇。

2.罹患妊娠毒血症者、母体有合并症者

孕妇带有病症，在生产时的风险也增加许多，因此必须要住院生产。

3.多胞胎、早产者

多胞胎和早产的宝宝，一出生就必须进保温箱，所以一定要在设有保温箱设备的院所中生产。

4.早期破水者

早期破水的危险性非同一般，必须住院观察。

5.从前怀孕或分娩中曾发生异常者

如果是怀孕妈妈在之前怀孕时曾流产，或分娩时发现死产者，都属于生产时的高危险群，为避免遗憾发生，最好住院生产。

住院生产时的礼节

生产住院和因病住院不同，因四周都是女性，所以很多女性在医院中从自己的病房出来时，常常服装不整。除了探望生产的客人外，医院里还有其他科的患者、家属，以及在医院工作的男性，所以生产后住在医院这段期间，在服装上须更加留意，避免花哨刺眼的贴身衣服。在夏天生产的妇女，甚至有人穿着很透明的衣服，在医院内优闲地漫步，这对旁人是很失礼的。产妇在走廊散步时，应特别注意礼节。

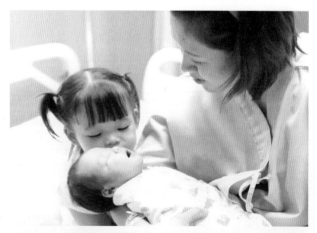

⬆ 产妇在住院时，要特别注意住院的礼仪，才不会影响到其他人。

去医院时所需的用品

1.医保卡及门诊手册

即使突然产生阵痛，不得不一个人去医院，也务必带上入院所需的病历、医保卡、身份证等资料。这些资料是在整个怀孕期间，每次接受定期检查时的必备品，最好放在随身小手提包里。

2.公共电话卡、移动电话

为了能跟家人或周围人取得联系，准备公共电话卡或手机。

住院期间所需的用品

1.内衣

准备3条以上产妇用内裤，喂奶时用的胸罩也一并准备。如果不是夏天，那么最好在住院服里面穿上内衣，所以一共准备2件内衣和2双袜子。

2.套在外面的衣服

分娩后容易觉得冷，所以准备能套在住院服上面穿着的衣服，例如开襟毛衣。这样在病房、看望宝宝、使用坐浴室、去接受育儿教育时就可直接套在住院服外面。

3.梳子及发带

因为在住院过程中不能洗头，所以准备能随时梳头的梳子，并用发带或发夹好好整理头发。

4.毛巾

在住院期间要经常使用毛巾，所以多准备几条。毛巾不仅能用于洗脸，还能当床垫或枕头垫。

5.洗刷用具、基础化妆品

分娩后的几天一般不洗澡或洗头，但以防万一，还是准备好牙刷和盥洗用具和洗面乳等基础化妆品、漱口水。

6.防溢乳垫

分娩后就会有乳汁分泌，准备防溢乳垫以便在医院给婴儿哺乳时使用。

7.产妇用护垫、湿纸巾

分娩后恶露流出情况非常严重，所以这些是必备品。医院有时也会提供此类用品，所以事先确认后再按需要准备。

出院时所需的用品

1.出院服

分娩后腹部不会立刻恢复平坦，所以要准备比怀孕前衣服尺寸稍大的出院服，夏天也要穿长袖的衣服以免受寒。

2.婴儿用品

帮出院的宝宝准备开襟衣服、尿布、尿布罩、内裹布等物品。因为宝宝是第一次接触外部空气，需紧紧包裹宝宝以免受寒。如果家离医院很远，准备好奶瓶以备途中喂奶。

3.包巾

准备出院时能安全地包裹宝宝的包巾，如果是冬天则准备厚厚的包巾，让宝宝不会因为外面的寒风而着凉感冒。

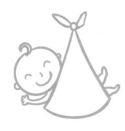

分娩前兆及住院须知

随着预产期的临近，孕妇总是会担心什么时候开始分娩、会出现什么症状等。开始分娩的预兆分为多种，但有时表现形式会因人而异，所以要做好所有准备。

分娩先兆

1.胎儿下滑到骨盆

临近分娩时孕妇最先感觉到的变化就是婴儿位置的改变。本来在妈妈肚脐眼附近活动的胎儿慢慢滑到下面进入妈妈的骨盆。接着孕妇能感觉到腹部下坠感，即使是肉眼从外面观察也能感觉肚子明显下垂。

2.胎动次数明显减少

婴儿进入妈妈的骨盆固定下来后动作也变少了。因此妈妈几乎感觉不到婴儿的胎动。但也不是一整天都不动，有些婴儿即使在生产当天也非常的活跃。

3.阴道分泌物增多

即将临盆时，阴道和子宫颈部分泌的黏液增多，此类黏液有帮助婴儿顺利通过产道的润滑作用。随时检查分泌物的颜色、气味有无异样，有异味或阴部发痒时，应向医生咨询是否为阴道炎。

4.胃部和胸部的压迫感减轻

到了怀孕后期，原先感觉消化不良等症状都会随之消失，食欲开始恢复。这是因为婴儿的下滑减轻了子宫对胃和胸部的压迫。

5.如厕次数增多

胎儿位置下滑时，其头部将压迫怀孕妈妈的膀胱，所以会频繁感到尿意。尤其分娩即将临近的时候，每晚排尿次数会超过2～3次。

6.腹部不规则地收缩

预产期临近时，腹部会有痛经一样的感觉，这叫假阵痛收缩。这是因为该时期子宫变得很敏感，就算受到轻微的刺激也会收缩。

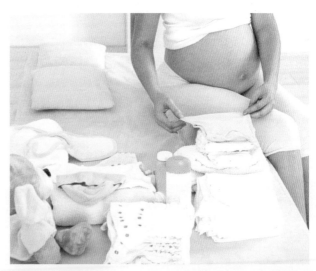

⬆ 出现分娩的征兆时，妈妈不要过于慌张，只要再次确认住院用品是否准备齐全，放松心情即可。

分娩的信号

1.出现恶露

阵痛前的少量出血叫恶露。这是由子宫强烈收缩使子宫入口处的黏液性卵膜脱落引起的生理现象，出现恶露说明子宫口开始张开。恶露与一般出血不同，表现为黏液出血，易于区分。

2.开始阵痛

大部分孕妇是从子宫收缩开始知道即将要分娩的，阵痛开始是轻微的痛经和腰痛，最初感觉腹部紧绷，大腿内侧收缩。紧接着阵痛开始有规律性地反复出现，而且疼痛感也逐渐加强。若是初产妇，等到规则的收缩阵痛约5分钟一次，就可到医院待产。若是经产妇，则只要是规则收缩开始，就应该到医院待产，尤其是曾有急产病史的孕妇更应提高警觉。

3.羊水破裂

原本包裹胎儿的羊膜脱落，从宫腔中流出大量温暖液体的现象称为破水。一般的顺序是阵痛开始，子宫口张开，然后才是破水。但也有在预产期之前没有什么症状就突然发生破水的情况。

4.腰酸

阵痛时常会感觉腰酸，那是因子宫收缩时压迫到腰部及背部；有些经产妇可能没感觉阵痛，只是觉得腰酸就已经快生了。

5.便意或腹泻

当胎头下降压迫到直肠，此时孕妈妈会有便意感，甚至腹泻，通常这时子宫颈口已开7～8厘米。

必须立即就医的紧急状况

1.早期破水

羊水在不出现阵痛和恶露的情况下先行破裂的症状叫早期破水。羊水在怀孕期间能保护胎儿不受外部环境的刺激，在分娩时还有类似润滑剂的作用。如果羊水提前破裂，容易引发危险。这时不要慌张，应该立刻去医院。

2.阴道严重出血

怀孕后期，没有阵痛只有出血，可能是胎盘前置所致。正常胎盘位于子宫的底端，但是胎盘前置或离子宫颈很近，或把整个子宫口堵住，这样一来也就堵住了胎儿能滑出子宫的唯一出口。根据胎盘遮住子宫颈的位置和状态，出血量有所不同。

3.胎动突然停止

如果胎儿24小时之内没有任何动静，或腹部突然变硬、胎动停止时，表示胎儿有危险。胎动突然停止或腹部的状况与平时有异时，应立即去医院。在进行超声波检查以后，如果怀疑胎儿有异常，可以接着做无应激试验。

4.脐带脱垂

原则上脐带脱垂的发生率不高，然而一旦发生则属于危急状况，当待产过程发生脐带脱垂，通常会采取紧急剖宫生产。而其造成原因尚未确定，可能是羊水过多导致胎头在子宫里浮着，突然有破水情况，脐带比胎头先掉下来；也可能是脐带较长。脐带较长还可能发生脐绕颈现象。因此，当孕妈妈发现破水，应赶紧就医，以免造成胎儿脐带脱垂的危险情形。

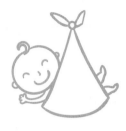

自然分娩是最佳的生产方式

自然分娩是一种自然的生理现象，指在有安全保障的前提下，通常不加任何人工干预手段，让胎儿经阴道娩出的分娩方式。

多数人选择自然分娩

自然分娩是最理想、对母婴健康最安全的分娩方式，孕妇在决定自然分娩时，应先了解何时预产及生产的全过程。

分娩时，胎儿会根据产妇骨盆的形态大小，被动地进行一系列适应性转动。自然分娩时，胎儿头的枕骨一般位于产妇骨盆前方，叫做枕前位。胎头进入骨盆时，呈半俯屈状态，胎头的前后径与母体骨盆的横径或斜颈一致。产妇的规律性收缩，推动胎儿下降，等到达骨盆中部，胎头的前后径转成和母体骨盆前后径一致，即枕部转到母体的耻骨下方，胎儿的头部更加俯屈，下颌会接触到胸部。在骨盆出口时，胎儿头伸转出骨盆外，此时在阴道口可以看见，胎儿头转向一侧，面朝产妇侧方，先娩出前肩、后肩，然后整个胎儿随之娩出。胎儿娩出后，医生会协助产妇娩出胎盘，轻拉脐带的同时，轻压子宫底，以使胎盘完整娩出。胎盘娩出后，医生会检查产妇阴道有无裂伤，对伤者施行缝合术。

没有疼痛就没有生育，这犹如真理般的定数却让很多女人望而生畏。不过每个准妈妈分娩的过程也是因人而异的，身体和精神状况都会对产痛的剧烈程度和长短产生影响。

自然分娩对妈妈的好处

1.促进产后乳汁的分泌

自然分娩时的分娩阵痛会刺激怀孕妈妈的垂体分泌一种叫催产素的激素，这种激素不但能促进产程的进展，还可以促进妈妈产后乳汁的分泌，甚至在增进母子感情中也起到一定的作用。

2.产后恢复快

自然分娩出血少，住院时间短，并发症少。分娩阵痛也使子宫下段变薄，上段变厚，宫口扩张，产后子宫收缩力会更强，有利于恶露的排出，也有利于子宫复原。

自然分娩对宝宝的好处

在自然分娩产程中，随着子宫有节律的收缩、产道的挤压，胎儿的胸廓受到节律性的收缩，呼吸道内的液体大部分排出，因此出生后的婴儿，其肺泡弹力足，容易扩张，有利于宝宝出生后很快建立自主呼吸。此外，自然分娩宝宝在经产道时会随着吞咽动作吸收附着在妈妈产道的正常细菌，让他们很快有了正常菌群，对宝宝免疫系统发育非常重要，让宝宝拥有较好的免疫功能。

自然分娩的缺点

自然分娩是妇产科医师所推崇的一种安全健康的生产方式，现今剖宫生产手术及麻醉技术虽然已经非常进步，但与自然生产比较，母亲死亡率、产后伤口感染及出血都较高，复原期也较长。因此大部分妇产科医师仍将剖宫生产作为在自然生产发生困难时，为确保姆子均安所采取的权宜措施。但是自然分娩也不是十全十美的，仍旧存在着一定的缺点与危险性，其缺点如下：

① 产程较长，会有持久阵痛。

② 可能会毫无征兆地发生羊水栓塞。

③ 胎儿在子宫内可能会发生意外，如脐绕颈、打结或脱垂等现象。

④ 会发生急产（产程不到3小时），尤其是经产妇以及子宫颈松弛的患者。

⑤ 如果羊水中产生胎便，会导致新生儿胎便吸入综合征，要特别注意。

⑥ 如果胎儿过重，易造成肩难产，导致新生儿锁骨骨折或者臂神经丛损伤。

⑦ 如果胎儿难产或母体精力耗尽，需用产钳或真空吸引，协助生产时会引起胎儿头部血肿。

⑧ 自然分娩会伤害到会阴组织，容易造成感染或外阴血肿等情况。

⑨ 会导致阴道松弛、子宫或膀胱脱垂后遗症。

⑩ 产后可能会因子宫收缩不好而出血，若产后出血无法控制，需紧急剖宫产处理，严重者需切除子宫，甚至危及生命。

自然分娩是否顺利的要素

自然分娩，即顺产，是最有益于怀孕妈妈和宝宝的分娩方式，但并非所有的怀孕妈妈都能选择自然分娩，一般情况下，这种分娩方式只有在具备下列条件时才能顺利完成。

1.产力：自然分娩的力量来源

产力即将胎儿推挤出产道的力量，包括产妇的子宫收缩力，腹肌和肛提肌的收缩力以及膈肌的收缩力，其中子宫的收缩力是主要的产力。只有经过充分时间的宫缩，才能迫使宫口扩张全开，以利于胎儿的下降及顺利娩出。

2.产道：胎宝宝顺利娩出的前提

产道即分娩胎儿的通道，是一个形态不规则的椭圆形弯曲轨道，分为骨产道和软产道。骨产道是指产妇的骨盆。骨盆的大小、形态直接影响到分娩。软产道是指产妇的宫颈、阴道及外阴，如果宫颈开口全、阴道没阻力，胎儿就能顺利通过，正常娩出。

3.胎儿：顺产的重要因素

胎儿的大小、有无畸形及胎位是否正常，直接与分娩是否顺利有关。

4.精神因素：影响顺产成功的关键

产妇的精神状态对是否能顺利分娩起着非常重要的作用。在分娩过程中，怀孕妈妈该正视宫缩带来的不适和疼痛，战胜对分娩的恐惧，对自己和胎宝宝要有信心。

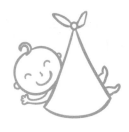

自然分娩的过程

每个即将临盆的孕妇都会对分娩产生恐惧感，如果提前了解关于分娩的知识并做好心理准备，那么恐惧感会减轻很多。让我们来了解从开始阵痛到胎盘产出的全部过程。

分娩第一期的过程（开口期）

1.产道变软

胎儿生活在被强韧的肌肉所包围的子宫腔里。当阵痛开始后，子宫腔里的婴儿通过子宫颈，滑出子宫口，然后通过阴道降生。在怀孕期间子宫口一直紧闭着，开始分娩时，子宫颈慢慢变软使婴儿可以顺利通过。子宫口开始缓缓地张开，这时的羊水和黏液有润滑的作用，帮助婴儿顺利地通过产道。

2.子宫开始缓缓收缩

子宫由强韧的肌肉组成，足以支撑体重约3千克的婴儿。分娩第一期时肌肉开始收缩，子宫收缩不受母体控制。分娩开始后，子宫自动开始收缩，加大子宫内的压力，挤压子宫口，使子宫颈扩大，迫使胎儿往下滑。

3.子宫口张开10厘米左右

阵痛开始，子宫口开始张开，但速度很慢。最初开到1厘米左右，接着会停止一段时间，然后再以每次2~3厘米的速度缓缓张开，最后开到能使婴儿身体中最大的部分——头部通过的10厘米。此时阵痛间隔达到每5分钟一次，每次持续30秒左右。

分娩第一期的处理措施

1.住院后简单问诊

住院后，首先接受医生的诊查，主治医生会向产妇询问阵痛开始的时间、阵痛间隔、目前的状况和有无异常。

2.妇科检查

问诊结束后，医生会做妇科检查，判断子宫口张开的情况、产道的柔软度、有无破水、分娩到何种程度。医生将在分娩之前周期性地进行内诊，检查分娩情况。

3.设置胎儿监视装置

产妇躺在待产室以后，在其腹部上方会安设胎儿监视装置，用以检查阵痛的强度和间隔以及胎儿的状况。利用胎儿监视装置，可以检查出肉眼监测到的胎儿健康情况，发生问题时便于迅速采取必要的措施。

4.灌肠

阵痛间隔为10分钟以内时，开始对孕妇进行灌肠。如果肠内附有粪便会影响分娩过程，孕妇在分娩过程中排便，也会让人尴尬且影响情绪。此外，胎儿出生时如果沾染粪便，也极易引起细菌感染。

5.根据情况使用阵痛促进剂

在因阵痛微弱而无法顺产分娩时，为促使产妇顺利分娩，医生将会注射阵痛促进剂。极少数情况下，还会进行静脉注射。之所以要确保静脉血管，是为了在产妇发生大出血时，迅速给产妇输血或输入止血液。

分娩第一期产妇该做的事

1.解除身体紧张

阵痛开始时，产妇应在待产室等待，忍受阵痛的痛苦，直到子宫口完全打开，这也是分娩过程中最紧张的历程。产妇要消除可能出现的身体紧张，这时应采取拉梅兹呼吸法和辛氏体位以放松身体。

2.不要预先用力

子宫口张开以后，胎儿的下颚将缓慢地向身体聚拢，同时胎儿向一侧扭转身体，从骨盆入口开始下滑到骨盆内部。如果这时产妇腹部用力，会导致胎儿的位置发生偏离而无法进入骨盆口。即使胎儿旋转顺利，产妇也不得用力。

3.进行腹式呼吸和按摩

当阵痛间隔缩短、持续时间变长时，采取先用力吸气使腹部鼓起然后再呼气的腹式呼吸方式，如果只用腹式呼吸难以纾解疼痛，还应配合呼吸进行按摩，这会减轻疼痛。如果家人在身旁，最好由家人帮助按摩。

4.心情放松才能缩短产程

要注意尽可能放松心情，因为精神紧张时，会大大增加氧气的消耗，从而使胎儿的供氧受到影响，甚至会造成胎儿宫内窘迫。特别提醒，紧张的情况下，产妇对疼痛也会更加敏感。

分娩第二期的过程（产出期）

1.羊水破裂

子宫口开始张开时，羊水破裂，血液和黏液混合而成的分泌物增多，此时会感觉有股温暖的液体从阴道流出。阵痛时会产生欲排便的感觉。进入分娩第二期，身体将会不由自主地向下腹部用力。

2.阵痛每隔1~2分钟来临

进入分娩第二期，阵痛间隔一般为1~2分钟，每次持续60~90秒。此时如何有效地用力，对能否顺利产下胎儿至关重要。阵痛时，应当根据医生或护士的口令呼吸和用力。如果阵痛时用力，可从会阴部看到胎儿的头部，阵痛纾解时，则看不到胎儿的头部。

3.胎儿出生

分娩第二期的阵痛愈来愈强。这时产妇体力消耗极大，容易陷入昏迷，所以应努力让自己保持清醒。此外，分娩时不能向脸部用力，否则容易造成脸部毛细血管破裂或感到晕眩。产妇会感觉到胎儿从自己的腹部滑出。胎儿头部产出后，不应继续向腹部用力，而应短促地呼吸，使胎儿自然产出。进入分娩第二期，如果1~2个小时内胎儿仍未出生，需要进行产钳术或胎头吸引术，甚至是剖宫产。

分娩第二期的处理措施

1.剃除阴毛

剃除阴毛主要是为了防止附着在阴毛和毛孔上的细菌在分娩时感染产妇和胎儿。

2.引尿

膀胱中的尿液会阻碍胎儿产出，且因胎儿的头部压迫尿道，很有可能出现欲小便又无法小便的情况。因此，一般会在切开会阴前，先将软管插入尿道排出膀胱中的尿液。

3.切开会阴部

分娩时，会阴部薄如纸张，容易被撕裂。特别是第一次分娩时，会阴部的伸缩性较差，大多情况下胎儿无法顺利娩出。因此，分娩时通常切开会阴部。当能够看到胎儿的头部，且子宫持续收缩时，一般用剪刀切开会阴部。这个时候并不会施打麻醉药剂，生产当下的疼痛让产妇不会感觉到会阴部被剪开的疼痛，等到生产完之后，会再进行缝合。

分娩第二期产妇该做的事

1.控制呼吸节奏及用力

在分娩第二期，如何有效地用力，对能否顺利产下胎儿非常重要。感到阵痛时，深呼吸，然后快速轻吸一口气，接着短促地呼气然后停止呼吸用力。用力时向上翘起臀部，使肛门朝上，向臀部用力，不应向腹部用力。简单来说，可以想像排便时的情形，向肛门用力。需要注意的是，用力时不得张嘴出声，否则无法用力。

2.子宫收缩间歇期，放松身体

开始子宫收缩的疼痛有的产妇是在腹部，有的产女感觉在腰部。此时千万不要紧张，被阵痛吓住。其实不强烈的宫缩可以没有感觉或者与来月经时的小腹疼痛一样，疼痛的强弱也因人而异。这种宫缩是为宝宝出生作准备的，所以这点疼痛算不了

什么，只要在子宫收缩间歇期，保持身体放松，并且和医生合作，利用练习过的呼吸操配合宫缩，就能顺利度过分娩关。

3.胎儿的头部完全娩出后，停止用力

胎儿头部最大的部分要出来时，不可用力，只要反复做短促呼吸即可。此时，即使是轻微的用力或发出声音，都可能使胎儿的头部顺势迅速飞出，对会阴部造成意想不到的重大伤害，有时甚至会伤及肛门。

分娩第三期的过程（后产期）

1.剪断连接胎儿和产妇的脐带

婴儿开始第一声啼哭时，产妇在喜悦的同时，会感到非常的疲惫。不过，这时分娩还没有结束，剩下的工作就是处置脐带和胎盘。胎儿出生后，用医用钳（剪刀状的外科手术器具）剪断10个月里一直连接胎儿和母体的生命线——脐带。

2.胎盘流出后，分娩结束

婴儿出生后约10分钟时，伴随着轻微的阵痛，产妇会感觉到子宫的位置上移，这是因为胎盘开始从子宫脱落。产妇需要向腹部用力，医生按压产妇的腹部，胎盘将会滑落，胎盘和脐带流出后，分娩结束。

分娩第三期的处理措施

1.检查胎盘

胎盘不易流出时，注射子宫收缩剂或夹住脐带迅速取出。胎盘流出后，仔细检查胎盘和胎膜是否完整、子宫内有无残留、子宫颈管有无裂伤。

2.缝合会阴切开部位

胎盘流出后，若无特殊情况，将缝合切开的会阴部。缝合需要10分钟左右，一般会进行局部麻醉，产妇几乎感觉不到疼痛。

3.检查新生儿

婴儿出生后在产房立即进行处置，检查新生儿的呼吸、心跳、反应、黄疸、有无畸形等健康情况。然后，由护士帮婴儿洗澡并测量体重、头围及胸围。

分娩第三期产妇该做的事

1.胎盘娩出时，轻轻用力

胎儿出生，这并不表示分娩已经完全结束。在认为一切疼痛都结束时，如果最后的阵痛突然来临，产妇容易因此而感到慌张。所以，不应放松，在胎盘流出之前都要保持紧张状态，并轻微用力使胎盘流出。

2.转往恢复室，稳定情绪

会阴部缝合结束并给产妇注射子宫收缩剂后，转往产房或恢复室待上约2小时以稳定情绪，这是为了预防松懈性出血或会阴血肿、检查子宫收缩情况和出血量。如果顺产，产妇的情绪往往容易兴奋，应该尽量保持心情平静。此时，确定无出血等异常情况后再转往病房。

3.及早自行排尿

排尿顺畅与否会影响子宫的收缩程度，由于在自然生产过程中，胎头下降会压迫膀胱、尿道，使得膀胱麻痹及产后腹壁肌肉松弛，降低排尿的敏感度而排不出尿；而膀胱过度膨胀却会影响子宫收缩，甚至导致产后出血。如果未能在产后6～8小时内自行排尿的话，可能就得进行单次导尿了。

需要协助分娩的情况

1.利用真空吸入器的分娩

在自然分娩的情况下，胎儿出现异常时迅速取出胎儿的一种助产方式。利用由金属杯组成的真空吸入器，吸住胎儿的头部，然后小心翼翼地拉动胎儿。但是使用真空吸入器时，需要耐心和孕妇的协助。如果金属杯吸入头部20分钟以上，就容易损伤头皮。在分娩过程中必须准确测量血压，以免血压过高或过低。

2.利用钳子的分娩

在分娩第二期，如果胎儿的心跳突然减慢，胎儿的生命受到威胁或产妇出现异常时，通常会使用产钳术。利用钳子分娩胎儿时，必须小心翼翼地插入钳子，然后慢慢地向上抬起头部。钳子进入柔和的阴道内后，为了避免钳子损伤会阴部，必须小心使用。

Tips 与宝宝的第一次亲密接触

不管是自然产还是剖宫产，只要情况允许，生产后在产台上母婴最好立即接触，甚至可以开始哺喂母乳，此时哺喂的重点不在宝宝有无吸到乳汁，而是建立母婴之间的亲密感。如果婴儿在出生的第一个小时内即有吸吮妈妈乳头的经验，未来哺喂母乳会比较容易成功。

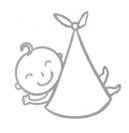

剖宫产手术

并不是所有的孕妇都能顺利地进行自然分娩，为了产妇和胎儿的安全，有时候必须进行剖宫产手术。下面让我们来一起了解一下剖宫产手术的过程。

剖宫产的必要性

1.胎儿过大时

如果胎儿过大而无法通过产道时，需要进行剖宫产。医生在量完胎儿的头围和体重以后，如果认为难以自然分娩，将会建议进行剖宫产手术。

2.胎儿的腿先产出

如果在生产时，胎儿的腿部或身体首先产出，肩膀和头部最后产出，胎儿的头部和颈部容易受伤，并且会造成胎儿呼吸困难甚至窒息，此时就会改以剖宫产手术来取出胎儿。此外，若是临近预产期的产检，仍胎位不正，此时医生也会建议产妇改施行剖宫产手术，以确保妈妈和宝宝的平安生产。

3.脐带缠着胎儿

如果脐带缠着胎儿，有可能脐带先于胎儿的头部滑落至阴道口或压迫胎儿，导致给胎儿供血的通路被切断，而威胁胎儿的生命，遇到这种紧急状况时，就一定要实施剖宫产手术。

4.胎盘早期剥离或胎盘前置

如果分娩之前胎盘剥离，母体就无法供应胎儿养分和氧气，且因胎盘堵塞产道，无法自然分娩。此时应当即刻进行剖宫产。

剖宫产手术的过程

1.手术准备

在分娩之前已决定进行剖宫产时，应在住院后接受血液检查、尿检、肝功能检查、胸部X光透视以及心电图等必要的检查，并从手术前8小时开始禁食。

2.对腹部进行消毒、麻醉

进入手术室后，为防止手术时被细菌感染，需剃除阴毛和腹部的毛以进行消毒。剖宫产后1～2天内孕妇不能正常活动，因此在手术前置入导尿管，然后对孕妇进行麻醉。

3.切开腹部和子宫壁

首先在腹部（耻骨上方3厘米处）切开10～12厘米大小的切口。为了减少疤痕通常横切，切开腹壁后，横切子宫壁。

4.取出胎儿

将两个手指插入切开部位，剥开子宫下部组织。医生用手确认胎儿的头部以后，抓住胎儿的头部，轻轻拉出。此时，从旁边吸出子宫内的羊水，并对胎儿进行应急处理。胎儿的头部首先产出，然后是肩部，接着整个身体产出。胎儿完全产出以后，剪断脐带，使用吸管吸出胎儿的口腔及呼吸道中残留的异物。

5.取出胎盘

胎儿完全产出后，将胎盘、胎膜从子宫壁剥离后取出。然后检查子宫颈内是否留存着胎盘和胎膜的残留物。若无异常，开始缝合腹部的切口。

6.缝合手术部位

缝合手术部位分为几个阶段，即从缝合子宫颈到腹壁等7～8个阶段。首先缝合子宫颈，然后将子宫放回原位，整理皮下脂肪，接着一层一层认真缝合。缝合时应当使用不需拆线的可吸收缝线。最后缝合外部皮肤，此时通常采用不被皮肤表面所吸收而是可以拆线的不可吸收缝线。

Tips

新生儿阿普加（Apgar）评分

在产后1分钟和5分钟时分两次对婴儿进行阿普加评分，全面诊断新生儿的健康状况。阿普加评分结果为7～10分的新生儿大多健康状态良好。但是，如果阿普加评分结果不到7分，应当视实际情况供氧或立即送进保温箱。

剖宫产的缺点

剖宫产是在不可能或者很难实行自然产的情况下采取的非正常措施，而不是常规分娩方法，身体条件不适合自然产的怀孕妈妈可以选用，剖宫产在一定程度上减轻了异常分娩条件下孕妇的痛苦，保护母婴健康。但是，一般来说，不建议没有任何异常的健康孕妇选择剖宫产，剖宫产与自然产相比，危害要多得多。剖宫产的缺点如下：

❶ 剖宫产并发症多，手术期间易大量出血或感染。

❷ 剖宫产还会打乱怀孕妈妈体内激素调节，影响母乳分泌，从而使哺乳的时间推迟，不能及时给孩子喂奶。

❸ 胎儿肺液未经产道挤压，不能完全排出，容易引起新生儿窒息、肺炎等多发症。

❹ 剖宫产的宝宝由于缺乏分娩过程中的应激反应，更易患小儿多动症和小脑不平衡综合征。

❺ 剖宫产产后恢复也没有自然产那么快，往往术后5～6天伤口才能愈合。

关于剖宫产的错误观念

通常，在孕妈妈进入第37～42周预产期时，医生都会劝孕妈妈选择自然产，但是实际到了临产的时候，还是有很多人望而却步而选择了剖宫产。

1.剖宫产比较不痛

由于分娩时子宫收缩和胎儿的压迫，使子宫壁受压，子宫肌缺血缺氧，由此会出现程度不同的分娩痛。剖宫产由于麻醉药的止痛作用，分娩时的疼痛是减轻了，但是产后还是会痛的，甚至疼痛会加剧，且伤口有感染风险，自然产就没有这些麻烦。现在的很多医院也推出了无痛分娩、水中分娩等方法，可以减轻阵痛。

2.万一难产，再手术更痛苦

有的产妇怕万一分娩时生产困难，再做手术，会吃两次苦，所以直接选择剖宫产。其实，这一点大可不必担忧，在产前医生会根据产力、产道和胎儿的状况决定最佳分娩方式，产妇最好遵照医嘱。

3.剖宫产的宝宝更聪明

有人认为，剖宫产时，胎儿头部不会受到产道的挤压，因此，孩子会更聪明。其实事实并非如此，自然分娩并不会对胎儿的脑部造成伤害，因为胎儿在经过产道时，颅骨会自然重叠以适应产道环境，防止脑组织受压。反而剖宫产会使胎儿因胸部未受到挤压，呼吸道中的黏液、水均滞留于肺部，易发生小儿吸入性肺炎，甚至导致婴儿缺氧，有损于大脑发育，影响小儿智商。

4.自然产以后会影响性爱

有部分产妇担心自然产会导致阴道扩张，使其失去弹性，会导致性敏感度降低而影响性爱。其实，一部分自然产的产妇产后出现性能力下降，往往由以下原因导致：一是分娩后体内性激素水平骤降，而唤不起性欲；二是分娩时阴道壁神经受压，性刺激敏感降低；三是因产后哺乳、护理婴儿导致精力不足，使性欲下降。但是随着产妇身体的复原，性激素水平回升到原水平，性功能低下也会随之恢复。

5.自然产不易恢复身材

有一部分产妇怕自然产会影响形体而选择剖宫产，而事实恰恰相反，自然产不但产后恢复得比较快，一般在生产后第2天就可以给新生儿喂奶了，而且产后可以及早进行锻炼，因而更容易恢复体形。而剖宫产的孕妇一般要3～7天才能出院，身体要1个月左右时间才能完全康复。

6.剖宫产可以自己挑日子

自然生产，是人类传承最自然的现象，婴儿的出生，自然也应遵循自然规律。自然分娩符合人体

的生理规律，剖宫产是不得已而为之。如果为了选择一个好日子，而盲目选择剖宫产和择时分娩，只会给发育尚未成熟或已成熟的婴儿带来危险，导致一些并发症的产生：提前生产可能影响孩子呼吸系统的发育；延迟生产则可能造成孩子缺氧、窒息等危险。

7.剖宫产不能预防尿失禁

分娩是造成女性尿失禁的常见诱因，很多女性存在错误认知，以为如果选择了剖宫产，就能预防产后尿失禁。但尿失禁不仅会在产后发生，在怀孕期间也会发生。除了分娩外，妊娠也是造成盆底肌、支撑韧带损伤的重要原因。因此，即使选择了剖宫产，仍有可能会在产后发生尿失禁。但对胎儿相对过大、难产等孕妇，选择剖宫产将有可能减少她们产后发生尿失禁的可能。

无论是为了减少以后发生尿失禁的可能性，还是为了早日告别尿失禁的困扰，在产后若发生尿失禁都应及早接受检查与治疗。特别是生完第1胎、有计划生第2胎的女性朋友，若第1胎时发生产后尿失禁，康复情况不佳很有可能会增加生第2胎时尿失禁发生的概率。另外，产妇产后42天做盆底功能检查非常重要，特别是对产后发生尿失禁的女性，能帮助她们及早发现问题并及早治疗。

8.剖宫产母乳中会残留麻药

手术中所使用的麻药让孕妈妈担心，倘若麻药的药性未能发散完，宝宝吸吮后肯定会影响健康，所以很多家属不征求医护人员的同意，就给孩子喂了配方奶。其实这种做法是错误的，因为等待产妇清醒和肢体能够活动的时候，麻醉药也已经代谢的差不多了。

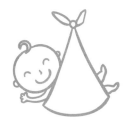

特殊分娩方法

随着科学技术的不断进步，能够缓解生产疼痛的方法越来越多，我们搜集了几种特殊的分娩方式，提供给妈妈更多的选择，使分娩更加顺利。

拉梅兹分娩法

拉梅兹分娩方法是为缓解分娩时的阵痛和精神痛苦实施的分娩方法，利用呼吸方法分散或缓解孕妇的阵痛，就能使孕妇更加舒适地分娩。

拉梅兹分娩是精神预防性分娩方法，也是分娩准备方法，即主动利用身心减轻阵痛和分娩痛症的方法。在不同情况下，声音、光线或触觉的感觉也不同。同样的道理，在疲倦和兴奋时，对痛症的感觉程度也不同。拉梅兹分娩法是利用精神预防训练，即利用呼吸法、松弛法、联想法缓解痛症的分娩方法。

在欧美广泛使用的分娩方法中，最常用的就是拉梅兹分娩方法。最近的拉梅兹分娩方法除了传统的拉梅兹分娩方法（精神预防训练、呼吸方法、松弛法）外，还包括对妊娠及分娩的基本妇产科教育、运动及身体的条件反射训练、跟丈夫一起做的分娩准备及父母做的准备。在韩国几家医院也可以进行这些分娩准备。刚开始，俄罗斯医生根据巴甫洛夫的条件反射发明了拉梅兹分娩方法，后来由法国医生拉梅兹博士整理和推广，因此被称为拉梅兹分娩方法。

1.拉梅兹的联想法

联想愉快的事情就能促进内啡肽的分泌，这样就能提高对痛症的抵抗能力。

联想法是精神预防训练之一。只要是能转换情绪的联想，都能成为很好的联想素材。如联想幽静的休息处、美好的回忆，就能消除紧张感，而且能缓解痛苦。

一般来说，出现阵痛时采用联想法。如果缺乏平时的练习，在出现阵痛时就很难联想愉快的事情。在日常生活中，应该努力地寻找联想素材，并积极地练习联想、放松、呼吸等方法。

2.拉梅兹的松弛法

如果身体肌肉收缩，肌肉就会工作，因此能分泌出乳酸，即废弃物积存在体内，因此容易导致疲劳。在低温下，人会自然地蜷缩身体。此时，容易感觉到身体疲劳、浑身发软。如果出现阵痛，剧烈的痛症会使全身僵硬。在这种情况下，僵硬的肌肉会大量地产生乳酸，因此加重身体的疲劳。

相反，如果放松全身，就能分泌松弛素（relaxin）激素，因此能促进全身的放松。如果充分地放松身体，就能加快子宫的开启速度，因此能缩短阵痛时间。

松弛法是通过全身的放松，松弛身体肌肉的方法。如果充分地放松全身，就能加快子宫的开启速度，而且能缩短阵痛时间。

肌肉是连接关节的器官，因此放松关节就能放松肌肉。在日常生活中，必须练习手腕、脚踝、肘部、肩关节、膝关节、股关节、颈关节的松弛方法。一般情况下，人的肌肉都处于紧张状态，因此很难彻底放松全身肌肉，孕妇很难独自判断全身的松弛程度，因此最好由丈夫检查肌肉的松弛情况。

3.拉梅兹的呼吸法

呼吸法称得上是拉梅兹分娩法的亮点。一般情况下，在拉梅兹分娩法中使用胸式呼吸法。通过这种呼吸法，可以得到两种效果。

首先，能充分地提供氧气，充分地放松肌肉及体内组织。另外，给胎儿提供充足的氧气，有助于胎儿的健康。其次，通过呼吸能把注意力转移到呼吸中，因此能缓解疼痛。呼吸法包括分娩第一期的3种呼吸法和分娩第二期、娩出期的用力呼吸法。

一般情况下，阵痛中的孕妇会根据子宫的开启状态使用相应的分娩第一期呼吸方法。只有在实际情况下，才能知道适合自己的呼吸方法，因此要积极地练习这3种呼吸方法。只要不做剖宫产手术，所有孕妇都需要分娩第二期的用力呼吸方法。从某种角度来看，该方法称不上呼吸方法，但是在分娩过程中必须适当地调节呼吸，因此统称为呼吸方法。

随着分娩过程的不同，呼吸方法也不同，因此要掌握好其中的知识。

分娩第一期的准备期呼吸方法，此时子宫口开启3厘米左右。如果开始阵痛，就应该深呼吸，然后缓慢地胸式呼吸。

此时，呼吸速度为孕妇正常呼吸速度的1/2～2/3。比如，正常呼吸速度每分钟为20次，那么此时的呼吸速度约为10次和13次的中间速度12次。

分娩第一期的准备期呼吸方法，此时子宫口开启7～8厘米。如果出现阵痛，就应该深呼吸，然后快速地胸式呼吸。

此时，呼吸速度为孕妇正常呼吸速度的1.5～2倍。1分钟的正常呼吸次数为20次，开口期的呼吸速度为正常呼吸速度的1.5倍，即30次左右。另外，每次的持续呼吸时间为2秒钟。比如，短暂地吸气1秒，然后快速地呼气1秒。

分娩第一期的准备期呼吸方法，此时子宫口开启8厘米以上，或者完全开启。

此时的呼吸速度类似于开口期的呼吸速度，但是间隔3次要像叹气一样深呼吸1次，又称为"吸—吸—呼"呼吸方法。此时，不要发出声音，只是把嘴型调整为"吸—吸—呼"形状。第3次的呼气中，应该深深地呼气。尽量用鼻子呼吸，这样就能防止用嘴呼吸时容易出现的口干舌燥现象。

分娩第二期的准备期呼吸方法，此时子宫口完全开启至胎儿出生为止。

首先，像深呼吸一样深深地吸气，然后像排便一样向下用力，同时憋着气数数。最好数到10，然后再次吸气，并反复地用力。在阵痛过程中，最好反复地用力呼吸3～5次。即使子宫口完全开启，不一定马上就能分娩出胎儿，适当地用力，并把胎儿挤出体外才能诞生新生命。只有出现阵痛时，胎儿才能有效地下移到产道，因此出现阵痛后必须持续地用力。

在妊娠后期，除了用力呼吸方法外，其他呼吸方法每天都要练习20分钟。拉梅兹分娩法的科学依据是条件反射原理，因此要不断地提供能产生条件反射的条件，即勤奋练习才能成功缓解阵痛。

水中分娩

水中分娩是坐在水中分娩的方法。由于水本身有镇痛抑制的效果，能有效地缓解痛症。另外，丈夫参与水中分娩，有助于产妇情绪的稳定。胎儿受到的光线和声音刺激较少，因此环境变化带来的冲击较小。

1.进行水中分娩的标准

能进行水中分娩的孕妇：最近没有阴道、尿道、皮肤感染的孕妇；孕妇和胎儿的状态良好；分娩时能持续观察孕妇和胎儿的状态；孕妇能积极地协助分娩。

不能进行水中分娩的孕妇：可能出现难产；胎儿在孕妇腹中排便；使用镇痛剂的时间不超过2小时；羊膜破水后经过一定时间；胎儿明显大于骨盆；肝炎患者或妊娠中毒症患者；使用子宫收缩促进剂。

2.做好分娩准备

如果全面开始阵痛，孕妇就在具有完美的水中分娩系统的浴池内，以舒适的姿势交替地阵痛和休息。在进入浴池之前，应该彻底地排便排尿，然后清洗身体。

3.接受丈夫的帮助

浴池内盛满消毒的温水，然后进行分娩。分娩时，浴池内的水温应保持35～37℃。另外，为了防止脱水现象，必须经常喝水。在水中分娩时，不进行会阴部切割手术，也不注射阵痛促进剂。同时，在分娩过程中，丈夫应该帮助孕妇用力。

4.能保护胎儿的视觉和听觉

为了保护胎儿的听觉，分娩室内必须保持肃静。如果胎儿的头部离开产道，就应该降低分娩室内的照明，这样就能保护胎儿的视觉。如果子宫口完全开启，而且婴儿离开了母体，医生就应该清除婴儿嘴里的异物。

5.由爸爸切断脐带

在水中分娩，不能马上切断脐带，应该等到脐带停止流血。一般情况下，5分钟后切断脐带，这样就有助于婴儿的肺部呼吸。此时，应由爸爸切断婴儿的脐带，而且在水中排出胎盘。

6.给婴儿喂母乳

产妇抱着宝宝给婴儿听妈妈的心跳声，然后给婴儿喂母乳。把婴儿放入37℃的温水中，直到婴儿睁开眼睛为止。这样还有利于促进妈妈与新生儿之间的感情。

7.水中分娩的优点

❶ 有利的分娩姿势：由于水的浮力作用，能抵消孕妇本身的体重，因此容易采取最理想的分娩姿势。

❷ 能缩短阵痛及分娩时间：在水中分娩，利用水本身的阵痛抑制效果，能缓解阵痛，而且能缩短分娩时间。另外，水的温和感能减少孕妇对分娩的恐惧感和排斥感，而且能放松身体，并稳定情绪。

❸ 能顺利地自然分娩：在水中，子宫入口能松弛两倍左右，而且可提高弹性，因此不切剖会阴部也能顺利地分娩。

❹ 能提高妈妈与婴儿的亲密感：在分娩过程中，新生儿能感受到妈妈平静的情绪，因此能加强母体与新生儿之间的感情交流。不仅如此，在分娩后，妈妈因此可以马上给宝宝喂母乳。如果喂初乳，增加身体的接触，不仅能增进婴儿的健康，还能形成妈妈与婴儿的亲密感。

8.水中分娩的缺点

❶容易被感染：水中分娩的最大缺点是容易被感染。分娩时生成的分泌物或被污染的水，容易给产妇和婴儿带来致命的危险。如果羊水破水，或者温水被污染，就应该马上换干净的水。

❷费用昂贵：由于水中分娩需要有浴池、消毒设施、无菌系统、水质和温度管理等设施，因此费用比较昂贵。再者，水中分娩不受医疗保险制度的保护。所以，产妇应充分考虑分娩的费用及安全性，选择适合自己的最佳分娩方式。

❸很难监测胎儿的心跳情况：在水中分娩时，很难安装测量胎儿的心跳、孕妇的子宫收缩程度的仪器，无法持续监测孕妇或胎儿的状态，因此出现危险时很难诊断。

Loboyer分娩

跟其他分娩方法不同，Loboyer分娩是比孕妇更注重婴儿的分娩方法。Loboyer分娩能最大限度地减少婴儿出生时的各种压力。

Loboyer分娩以减少婴儿痛苦为目的。以前的大部分分娩方法以减轻孕妇的痛苦为目标，不太关心新生儿的痛苦。在陌生的世界里，新生儿第一次发出的哭声并不是喜悦的哭声，而是对恐惧和压力的反应，因此Loboyer博士发明了能减轻婴儿痛苦的Loboyer分娩方法。

Loboyer博士认为，不能只关心分娩时的孕妇，更应该关心新出生的婴儿，因此Loboyer分娩方法是比孕妇更注重婴儿的分娩方法。

胎儿的视觉、听觉、触觉和感情不亚于成年人，因此必须尊重他们的权利。Loboyer分娩方法能减少环境的变化对新生儿的刺激，而且能最大限度

地降低各种外界压力。

1.尽量降低照明亮度

只要产妇和胎儿的状态良好，任何人都可以尝试Loboyer分娩。首先，除了所需的照明外，关闭室内的所有灯光，这样就能营造出跟子宫内环境相似的环境。

2.营造出安静的气氛

为了营造出跟子宫内一样安静的环境气氛，医生和参加分娩的所有人必须小声说话。胎儿的各感觉中，最发达的感觉就是听觉。在子宫内，胎儿只能听到很小的声音，如果在子宫开启的瞬间听到巨大的声音，胎儿就会受到沉重的精神压力。

3.分娩后马上喂母乳

在分娩后，切断脐带之前应该给新生儿喂母乳。一般情况下，出生5分钟以后切断脐带。如果脐带停止脉动后切断脐带，婴儿就不会哭闹，而且能睁开眼睛观察周围，并平稳地入睡。

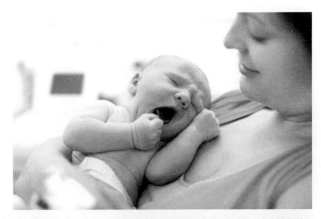

⬆宝宝出生后，将宝宝放在妈妈的胸口处，听着妈妈的心跳，可以让宝宝的情绪和缓，有安心的感觉。

4.让婴儿在浴池内玩耍

在羊水中，胎儿处于无重力状态。为了让婴儿克服重力状态，把婴儿放入浴池内使之适应外部环境。如果水淹到颈部，婴儿就会舒适地晃动手臂和腿部。此时，如果抱出婴儿，就会哭闹，再把他重新放入水中。如此重复几次，婴儿就能区分重力状态和无重力状态，很快就能适应，并玩得开心。

Tips

选择适合自己的分娩方法

分娩的方法很多，但在做决定之前，一定要与医生讨论，采取专业的建议，不可贸然实行。必须事先评估妈妈和胎儿的健康状况后，再视妈妈的需求和可行性，选择最适合自己的分娩方法。

催眠分娩

通过联想训练、产前体操、腹式呼吸等精神、身体训练，稳定身心，能减轻分娩的痛苦。催眠分娩是利用西方的肌肉松弛法和东方瑜伽的分娩方法，通过对分娩的持续联想过程和产前体操、腹式呼吸，任意控制孕妇肌肉的紧张或松弛状态，有利于分娩过程顺利进行。

通过联想训练、呼吸法、催眠三种训练完成催眠分娩。一般情况下，从妊娠14周开始进行联想训练。妊娠7~8个月后，就利用松弛训练和呼吸方法支撑。

1.催眠分娩的联想法

利用睡觉之前的催眠状态放松意识，然后反复进行联想阵痛及分娩的训练。如果反复进行这些训练，能消除分娩恐惧感和不安情绪，而且能提高孕妇的自信心，因此能缓解分娩时的疼痛感。

2.催眠分娩的松弛训练

通过松弛训练可以掌握相关部位的紧张或松弛感觉，而且促进松弛素（relaxin）与内啡肽的分泌，因此能减轻痛症和缩短阵痛时间。

❶ 颈部运动：能消除颈部的紧张感，而且能调节呼吸，因此能保持平稳的状态。

❷ 屈膝姿势：屈膝姿势能强化大腿内外侧肌肉，而且能缩短分娩时的阵痛时间。

❸ 猫形运动：如果经常做猫形运动，在分娩娩出期能顺利地把胎儿推入产道。腹部用力时，低头看肚脐，然后在拱后背的状态下呼气，并用力往下推胎儿。

❹ 凯格尔运动：凯格尔运动是锻炼会阴部的运动，即缩紧或放松阴道、肛门周围肌肉的运动，能提高骨盆肌肉的收缩能力。

❺ 在松弛状态下的紧张训练：这是理解阵痛收缩期与松弛期之间关系的训练。通过该训练，在分娩时能松弛全身，只收缩子宫和腹部肌肉。

3.催眠分娩的呼吸方法

以腹式呼吸为基本呼吸方法。通过呼吸法，给体内提供充分的氧气，因此能自然地松弛肌肉，而且能充分地提供胎儿所需的氧气。

❶ 完全呼吸方法：完全呼吸方法是阵痛初期的呼吸法。鼓胀腹部的同时深深地吸气，直到胸部充满气体为止，然后尽量缓慢地呼气。

❷ 用力呼气的呼吸方法：这也是阵痛初期的呼吸方法。就像吹灭蜡烛一样用力呼气。

③娩出时的呼吸方法：不要盲目地用力，应该慢慢地呼气，并帮助胎儿顺利地经过产道。

4.催眠分娩的缺点

需要对东方训练（瑜伽）有所理解，而且参与分娩的全体人员都应该充分地理解催眠内容。另外，跟拉梅兹分娩法一样，在分娩时必须保持冷静，才能顺利分娩。

5.催眠分娩的优点

通过自我控制和呼吸方法，孕妇能独自缓解痛症。通过催眠分娩能消除对分娩的恐惧感，而且能减轻分娩时的精神痛苦。在妊娠期间，必须不断地练习，这样在实际分娩时才能取得效果。

❶导入了其他分娩准备教育中没有的联想训练，因此能取得肌肉的松弛效果。

❷在分娩前接受精神分娩准备教育，而且在妊娠期间，通过合理的生活习惯做好自然分娩的准备，因此不需要特殊设施或药物。

❸催眠分娩并不是单纯地克服阵痛的分娩方法，而是贯穿妊娠、分娩、母乳、哺乳、育儿过程的，胎教要素强烈的总体分娩方法。

❹导入东方的训练方法，容易理解和掌握。

❺利用孕妇本身的母爱，激发出对婴儿的疼爱之情和对分娩的自信心。

❻在睡觉之前的意识状态下，充分地松弛或收缩子宫，因此，分娩时间较长时能减少疲倦感。

❼采用瑜伽的呼吸方法，有助于体内气体的排出，因此受催眠分娩教育的产妇的pH值普遍高于普通产妇。

❽充分地松弛产道，因此胎儿能顺利地经过产道。另外，能提高会阴部的伸缩能力，因此很少出现会阴部裂伤的情况。

❾据统计，催眠分娩的大部分产妇在分娩时能得到满足感。在剖宫产的情况下，大部分孕妇认为跟胎儿一起经受阵痛，因此能减少挫折感。

❿让孕妇知道分娩时的阵痛是分娩婴儿的重要组成部分，而且分娩是产妇与胎儿的首次合作。

芳香分娩

芳香分娩法是在分娩过程中利用芳香疗法的分娩方法。芳香按摩分娩利用两种以上的芳香油消除分娩中的各种压力，稳定情绪和身体状态。另外，通过持续的芳香按摩强化子宫肌肉的紧张，放松精神紧张，因此能减轻痛苦和缩短分娩时间。

芳香疗法的效果因人而异，最重要的一点是要挑选孕妇喜欢的香气，但这个味道不能过于刺激，最好是柔和一些的香味，闻起来舒服不刺鼻，才能达到舒适且放松的效用。

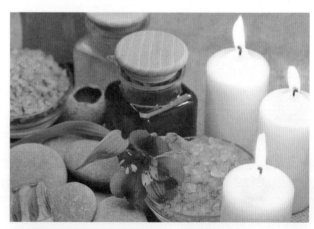

↑芳香分娩中使用的精油，一定要有国际认证，必须是纯天然萃取的精油，以免其中有什么不明成分，对胎儿造成危害。

1.芳香分娩的优点

没有特别综合征的所有孕妇都能采用芳香分娩法，即芳香分娩是没有副作用的自然疗法。如果和丈夫或家人一起按摩，能提高芳芝麻油具有的精神松弛效果，而且能加强参与分娩的丈夫或家人的作用。孕妇和丈夫一起练习，能增强夫妻感情。

2.在分娩中使用的芳芝麻油

茉莉花、熏衣草、柑橘、迷迭香、天竺葵等芳芝麻油中，按照一定的比例混合2~3种芳芝麻油，就能得到比一种芳芝麻油更好的效果。选择芳芝麻油时，不仅要考虑芳芝麻油的效果，还应该考虑孕妇的喜好。在分娩后，为了彻底排出体内废弃物，应该多喝温水，并充分地休息。

3.芳香疗法的使用方法

❶利用发香器：利用喷雾器或芳香发香器喷洒用水稀释的芳芝麻油，不仅能起到缓解紧张的作用效果，还能起到对分娩室的抗菌、杀菌作用。

❷经常按摩：用芳芝麻油按摩腰部下方的臀骨、脊椎部位、腹部和小腿内侧。手上倒一点芳芝麻油，然后按摩相应的部位。一般情况下，进入分娩室开始实施芳香按摩。

❸湿敷：用毛巾沾适当的芳芝麻油，敷在腹部或腰部。

4.分娩后使用的芳香按摩

在分娩后，也可以用芳芝麻油有效地进行产后管理。如果用芳芝麻油按摩腹部，能促进子宫的收缩。如果用芳芝麻油按摩会阴部切剖部位，就能加快伤口的愈合。

此外，还可以利用芳芝麻油促进或停止乳汁分泌，增强乳房弹性和消除乳房的淤血症状。另外，在产前和产后，利用芳芝麻油能预防妊娠纹，还能预防肥胖症和浮肿。

5.芳香疗法的其他效果

古往今来，芳香疗法对各种疾病具有显著的疗效。不仅能缓解紧张的神经和肌肉，而且能稳定情绪。尤其能有效地治疗呼吸道疾病、阴道炎、无月经症期综合征、便秘、膀胱炎。另外，能刺激性激素的分泌，有助于消除性功能障碍，而且能提高手术患者的免疫力，缩短恢复期。

无痛分娩法

无痛分娩是指用各种方法使分娩时的疼痛减轻甚至使之消失。目前通常使用的分娩镇痛方法有两种：一种方法是药物性的，是应用麻醉药或镇痛药来达到镇痛效果，这种就是我们现在所说的无痛分娩。另一种方法是非药物性的，是通过产前训练、指导子宫收缩时的呼吸等来减轻产痛。

1.选择无痛分娩的人群

有些孕妇对分娩过于恐惧或耐受疼痛的能力弱，有时就会妨碍分娩的进行，这时就可以选择无痛分娩。当产妇身体紧张时可使通过胎盘的血流量减少，导致输送给胎儿的氧气不足，这时也需选择无痛分娩。另外，容易紧张的人、不会放松的人、初产时难产的人等，都可以选择无痛分娩来使分娩顺利进行。

还有，合并有妊娠中毒症、高血压、心脏病、糖尿病等的产妇，过度的疼痛可能会使病情恶化，而麻醉药物有降压的作用，所以对有血压高方面疾病的孕妇格外有效。

不过，对于快要生产时胎位还没有纠正的孕妇、上次生产前行剖宫产术的孕妇、对局部麻醉过敏的孕妇，不适合采用无痛分娩方式。

2.无痛分娩的优缺点

无痛分娩可以减轻疼痛，减少产妇分娩时的恐惧和产后的疲惫，所以产妇可以在身心更加放松的状态下分娩。它让产妇在时间最长的第一产程得到休息，当宫口开全该用力时，因积攒了体力而有足够力量完成分娩。无痛分娩的过程是医生和产妇一起参与并共同制订计划的，有利于医生和产妇的沟通，还能够使医生及护理人员更多地关注产妇的变化，如果母体或胎儿一旦发生异常，就可以及早被发现而得到及时治疗。整个过程产妇一直处于清醒的状态，有条件的甚至能够下床走动，产妇可以比较舒适、清晰地感受新生命到来的喜悦。

无痛分娩一般采用硬膜外麻醉，这种麻醉总体来说是安全的。有极少数人可能会感觉腰疼、头疼或下肢感觉异常等，但发生率很低，而且短时间内就可以自然消失，并不会对身体造成太大的影响。

理论上来说，更严重的并发症的可能性是存在的，比方说低血压等，但发生概率都非常低，而且医生一定会在孕妇选择无痛分娩的时候就开始采取有效的措施来预防。

3.无痛分娩的流程

在无痛分娩中，最常见的就是硬膜外麻醉下的分娩，于分娩的第一产程进行。

在注射硬脊膜外麻醉之前，于产妇头脑清醒的情况下，接受静脉注射液，以增加血液量并预防硬脊膜外注射可能引起的血压降低。接着麻醉医生会要求产妇坐起来或侧躺着，并且将膝弯曲接近胸部以使下背部呈圆弧状，然后医生会对产妇下背部进行消毒。接着，在产妇下背部大约腰部的高度，皮下注射局部麻醉药，这时产妇会感到轻微刺痛。

当注射区周围充分麻醉之后，医生就在硬脊膜外腔用一根勺状穿刺针头穿刺，接上注有少量测试剂的针筒，继续进针至一定的深度。一旦针筒插好，医生就经由此针头，会把一根非常精细且柔软的塑胶导管穿过针筒直接进入硬脊膜外腔，然后再将针筒移开，让弹性较好的导管留在原位。

然后，医生会在脊椎的硬膜外腔注射麻醉药，分次注入产妇体内，阻断产妇腰部以下的痛觉神经传导，很大程度上减轻产痛。几分钟之后，产妇可以活动正常，然后，宫缩的疼痛就会逐渐消退。因为感觉不到排空膀胱的压力，所以医生会插一根导尿管帮产妇排除尿液，轻松愉悦地度过分娩过程。

一般来说这个过程约需10分钟来完成，药物注射至硬膜外腔也需要10～15分钟让药物发生作用。接着采用持续性滴注的方式至生产完成，婴儿娩出，母子均安。一切稳定后再移除导管。

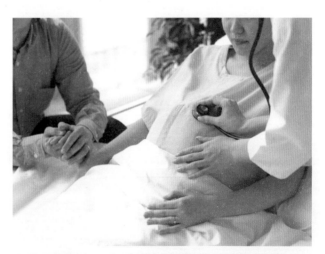

⬆ 医生每隔一小段时间就会触摸产妇腹部的皮肤，以检查麻醉药的量是否足以减轻疼痛，而不至于影响呼吸，保证分娩顺利进行。

家庭分娩法

通过家庭分娩室，产妇的丈夫和家人能参与分娩过程，陪伴妻子分娩，亲手为新生的婴儿剪断脐带，一起经历迎接宝宝诞生的过程，体会那份喜悦与幸福。如果决定让丈夫陪伴生产，那么就要提前了解有丈夫陪伴生产的成功要点。

1.生产前的准备

丈夫和家人可以利用从医护人员那里学来的照顾技巧，对产妇进行照顾，借由亲人间的亲密互动给予产妇支持的力量，也能在同一时间与产妇一起体验新生命诞生的喜悦。准爸爸若已经有心理准备陪产的话，要事先询问就诊医院如何协助。另外，在产前也要详细咨询医生或护理人员，在手术室陪产时所站立的位置，以及协助产妇的方法，才能达到陪产的最大功效。

当妻子入院后，丈夫和家人可以陪伴在妻子身边进行照顾和聊天，可帮助产妇消除紧张与不安。当阵发性腹痛开始时，丈夫和家人可以帮忙记录腹痛时间与间隔时间，帮助妻子进行缓慢的长呼吸，以缓解疼痛，还可以按照妻子的意思，给她按摩。

2.生产时家人的作用

进入分娩室，丈夫和家人要在妻子头部附近站好，并握住妻子的手，给予鼓励。丈夫要把胎头娩出时的情况讲给妻子听，让妻子以此为鼓励，将分娩进行到最后。如果妻子大声喊叫或哭闹，这时要让妻子紧紧抓住自己的手，并尽力配合接生者的工作。宝宝全身都娩出后不久，即可听到宝宝的哭声。丈夫和家人可以感受增添家庭新成员的喜悦。第一次看到宝宝的脸，爸爸要抱抱宝宝，并把这种喜悦传递给妻子。

真空吸入器分娩

人类很早就知道真空吸入分娩的原理，但是1950年才研制出有助于分娩的真空吸入器。该吸入器由吸入胎儿头部的大小不一的金属杯组成，根据子宫收缩频率，小心翼翼地拉动该金属杯。一般情况下，子宫颈部完全开启之前使用小型金属杯。如果使用真空吸入器，就不需要实施剖宫产，而且在分娩第一期能顺利分娩，但是使用真空吸入器时，需要耐心和孕妇的协助。

使用真空吸入器时，在分娩过程中，胎儿的头部能独自回转，但是金属杯吸入头部20分钟以上，就容易损伤头皮。如果金属杯脱落一次以上，就应该放弃该方法，最好实施钳子分娩或剖宫产手术。

其他分娩法

1.经络分娩

人体的生命能源的流动称为"气"，而"气"流动的通道称为"经络"。经络分娩是用手指刺激经络，以此促进"气"的流动，缓解痛症的分娩方法。如果在妊娠后期指压或按摩脚踝附近的"三阴交"，就能加快分娩速度，缓解阵痛。为了消除分娩过程中发生的不便或痛症，最好和联想法、松弛法及呼吸法一起运用。

2.Doula分娩

从分娩前到分娩结束为止，称为"Doula"的分娩辅助者帮助分娩的分娩方法。分娩辅助者"Doula"根据产痛周期，通过呼吸法和松弛法有效地分配孕妇的力量。在孕妇出现痛症时，通过全身按摩缓解产痛。

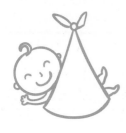

分娩时可能遇到的问题

顺利产下婴儿是所有孕妇的共同心愿。但有时候事与愿违，在分娩前和分娩过程中，因意外情况导致难产。因此，在这里介绍分娩时可能遇到的问题及其解决措施。

早期破水

正常分娩时，应该是阵痛持续一定程度之后，羊膜才会破裂，羊水流出，产下婴儿。而有时，分娩阵痛来临之前羊膜就破裂，然后羊水流出，这在医学上称之为早期破水。

发生早期破水的概率很高，在5名孕妇中就有1名可能发生早期破水。而且根据羊膜破裂的位置不同，感觉程度也不一样，甚至有时候根本感觉不出羊膜破裂。

发生早期破水以后，细菌会经由阴道侵入，很可能危害胎儿，所以应备加小心。为了防止细菌侵入，应禁止洗澡，发现早期破水以后，应立刻去医院。出现早期破水后，如果没有发生阵痛，需要实施诱导分娩，甚至需要进行剖宫产手术。

前置胎盘

分娩子宫口张开，如果这时出血严重，可以怀疑是前置胎盘。胎盘在正常情况下附着于子宫体部的上壁。若胎盘的位置过低，覆盖子宫颈内口的部分或全部，称前置胎盘。

如果是症状轻微的边缘性前置胎盘，那么也可以做自然分娩。若出血严重，做剖宫产比较安全。因为子宫口完全覆盖，胎儿找不到出口，随着子宫口的张开出血会更严重。

胎盘的早期剥离

正常情况下，婴儿分娩后胎盘随之脱落。未等婴儿出生，胎盘就提前脱落的情形称为胎盘早期剥离，这种情况容易发生在怀孕后期，并伴随强烈的阵痛和出血。

如果胎盘的一部分已经脱落，可采取剖宫产；如果胎盘已经完全脱落，则婴儿的处境就非常危险。特别是因怀孕高血压疾病，导致胎盘在分娩之前早期剥离时对孕妇及胎儿极度危险。因此，在怀孕时，如果突然出现腹痛或出血症状时应当立刻去医院接受检查。

脐带缠绕胎儿

脐带的长度一般是50厘米左右，脐带有时会缠在婴儿的身上。在羊水中飘浮的胎儿，常会在旋转翻滚中玩脐带绕卷再解开的游戏。脐带绕颈并不是疾病，而是很常见的现象，发生率约有30%，就算有脐带绕颈的情形，也会因胎儿的某些动作、姿势就解绕。临床上常见自然生产的宝宝在出生后才被发现脐带绕颈1~2圈。

分娩中如果医生判断胎儿因为脐带绕颈而发生危险时，应采取钳子分娩或吸出分娩方式取出婴儿。若状态严重，可进行剖宫产手术。

产后出血

胎儿已经出生，胎盘也已产出，但子宫仍然出血的现象称为产后子宫出血。导致产后出血的主要原因是胎盘流出后，没有正常进行子宫收缩，致使子宫仍然出血。因巨大儿、多胎怀孕及羊水过多导致子宫壁松弛时，容易出现产后出血，有时大量流出，有时候持续且缓缓地流出。

出现产后出血症状，应立即注射子宫收缩剂或按摩子宫底，以提高子宫收缩力。病情严重时，应在输血的同时进行子宫切除术。

分娩的疼痛

1.不要害怕产痛

自然产不像剖宫产，能在预定时间内完成生产大事，一切顺其自然，无法事先得知，尤其是产痛，更令产妈妈忧心自身是否能够承受得住。毕竟不知多少有生产经验的过来人，回想那段生产历程，记忆最深刻的就是产痛。

生产疼痛来自子宫肌肉组织不断收缩，宝宝从妈妈的子宫经产道出世，需要"跋涉"的路途看似不长，不过，每一次的前进，都一定要借助子宫收缩。这段距离不知需要多少次的子宫收缩才能达标？不知要痛多久？痛到什么程度？好不容易子宫颈从闭合到扩张10厘米，虽然开启了大门，但宝宝仍未现身。但能确定的是，虽然每一次的收缩总让妈妈感到不适，但意味宝宝与妈妈见面的时间又拉近了一些。分娩的疼痛是自然产妈妈必经的历程，妈妈们在产前不要过于担心或忧虑，焦虑的心情反而会使得临产时的疼痛感加剧，不如放松心情，期待宝宝的出生。

2.正确看待产痛

疼痛是主观的感受，每个人对于疼痛的感受度不同。同样是子宫收缩，临床上观察到的感受不一，有人觉得腰酸，有人觉得腹股沟两侧被拉扯，有人觉得跟生理期的下腹闷痛感差不多，有人则觉得充满便意感，甚至还有人以撕裂感来形容疼痛的感受。

当然，刚开始可能都还能忍受，但随着产程进展，不适感会愈来愈强烈，一旦子宫颈全开，胎头下降会更有便意感。很多孕妈妈被预期疼痛的心理困扰，担心自己是否有足够的体力撑过，可是个性不同，抱持的态度也大不相同，产痛的经验与感受对于妇女健康、母婴关系有深远影响，可能因此影响母职任务的发展。

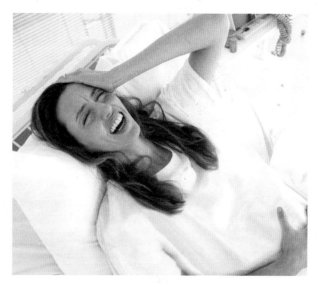

⬆ 每个人对疼痛的感受程度不同，妈妈在生产时一定要正确地看待产痛，不要有预期疼痛的心理，否则可能会因心理因素觉得更痛。

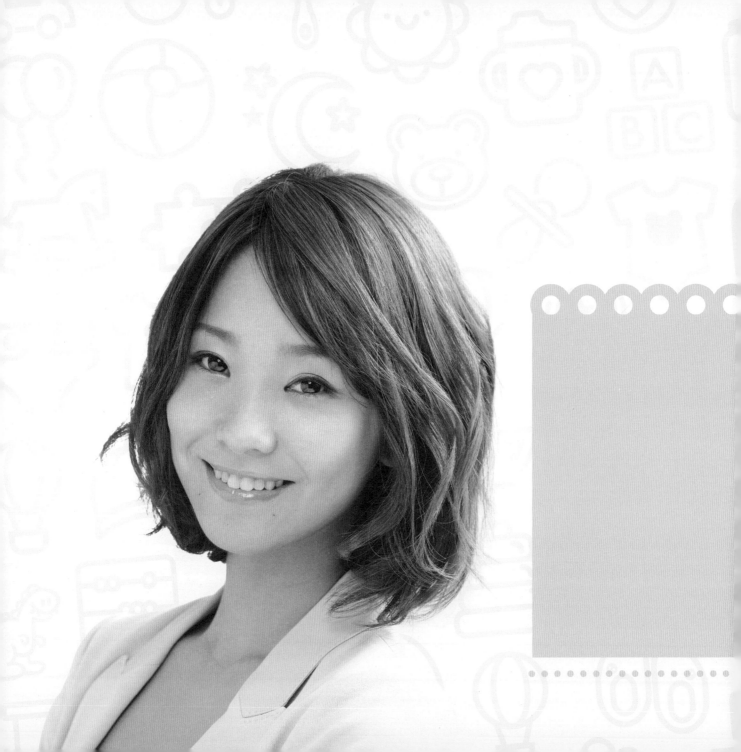

Part 2
挥别产后抑郁，开心坐月子

分娩后，许多妈妈开始担心，怕自己无法将宝宝照顾好，怕家人疼爱宝宝甚过疼爱自己，担忧自己无法恢复往日的青春美貌，或者因为宝宝太调皮而感觉筋疲力竭。这些焦虑都会影响到新手妈妈的心理，甚至对宝宝和家人都造成影响。控制负面情绪、远离产后抑郁症，是产后女性必要的心理课题。要知道，这不是妈妈一个人的事，需要家人的精心呵护和照料才能一同解决。其实，看着可爱的宝宝健康成长，还有什么不满足的呢？放开心情，去迎接生活里的美满和幸福吧！

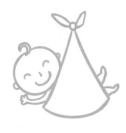

了解产后抑郁症

部分妇女在生产后，会产生一些情绪低落或心情不稳定现象，以下将以浅显的方式介绍产后抑郁症的可能原因、分类，帮助产妇正确认识产后抑郁症。

什么是产后抑郁症？

从生理上解释，母体在怀孕期间会分泌出许多保护胎儿成长的激素，但在产后72小时之内逐渐消失，改为分泌供应母乳的其他激素。在这段很短的期间内，母体内的激素因此发生剧烈变化，而导致精神上种种不安，如头疼、轻微抑郁、无法入睡、容易掉发、手足无措等症状，这就是所谓的"产后抑郁症"。

症状的轻重视个人状况以及家庭的支持度而定。初产妇、个人过去曾有情感性精神病、产后沮丧或抑郁，皆是产后心理疾患容易发生的对象；此外，那些家中没有其他家人同住或得到较少家人支持的产妇，也必须要多多注意。

本来女性在怀孕生产的阶段就承受了极大压力，除了体内激素的剧烈变化、生产过程的痛苦、体力的消耗之外，同时在社会心理方面也必须面对角色的转换以及生活适应的问题。这个时候，若没有给予产妇适当的关怀与支持，产后心理疾患的发生是很有可能的。

美国精神医学会已经在1995年认定"产后精神疾患"为一项病征，意指发生在产后四周内的情感性疾患或精神病。由于医保实施以来，产后妇女住院日数缩短，所以许多精神疾患是在家中发生的。

以下简单介绍3种产后精神疾患，依程度不同分为：产后沮丧；产后抑郁症；产后精神病。

产后精神疾病的种类

1.产后沮丧

大部分的产妇或多或少都有"产后沮丧"的现象，它的发生率是26%～85%，不过症状很轻，只是一种轻度的情绪疾患，是最常见的产后心理调适问题。病人常会有一种失落、哭泣、空虚的感觉，接着会产生激动、失眠、焦虑、疲倦、头痛、胃口减退的心理与生理症状。

这种状况一般发生在产后第3天至第1周，多半是由产后休息不够，疲劳没有消除所引起；治疗上仅需要心理上的支持与适当病情解说，因此给予产妇情绪发泄的机会、情绪支持与保证是很重要的。

2.产后抑郁症

通常会在产后第2～3周开始，产后第4～5个月达到高峰，症状可持续6～9个月。产妇们会有抑郁症及神经衰弱的现象，心情低落，对许多事都提不起兴趣，食欲减低、失眠、思考及注意力变差，有罪恶感、无助绝望感、虚弱无力感，身体不适，自我评价低。一旦发生，抑郁症的再发率是50%。

3.产后精神病

产妇除了会觉得无法照顾新生儿外，高达50%的人会有不自觉想伤害婴儿的冲动。这种情况的发生，与个人过去精神病史、怀孕期间的抑郁情绪、生活压力，以及配偶的支持，包括产前、产后的情绪与物质上的支持都有密切的相关。家人一定要尽力协助产妇排除环境中不利或不安的因素，解决情绪障碍，使产妇安然接受母亲的新角色。如果因此而使用抗抑郁症药剂的话，千万不可以哺乳。

这三种产后精神疾病当中，最严重的要属"产后精神病"，但是发生率也最低，只有1‰或2‰。一般发生在生产后的第1个月，患者容易失眠、自我感丧失、妄想婴儿死亡或是表现出妄想幻觉，明显的联想松弛，语无伦次，紧张性或混乱性行为，同时亦可能合并躁症或抑郁症的发生，出现精神分裂方面的症状。如果没有经过妥善的治疗，下次生产时复发率高达13%～30%，且常发生在产后的第3～14天，也就是两周内，最明显的症状是对周遭环境以及自己产生不真实感。值得注意的是，90%的人以呈现情感性疾患的症状为主，5%的人会自杀，而4%的人会杀死自己的婴儿。

总之，心理压力、激素改变、产科问题以及对母亲的社会支持与照顾等皆会影响产后的精神调适，这不仅是产妇的问题，更需要亲人相助一臂之力。总括来说，八成的产妇在生产完10天内都会有产后情绪低落，约有一成的产妇在产后1～3个月会有产后抑郁症，严重者会抑郁到想自杀，而曾经患过产后抑郁症产妇，下一胎有五成的复发率。

产后抑郁的治疗方法

一般产妇在生产完后，总会有情绪低潮，多数产妇都认为这只是生产完提不上劲，懒懒的，半数以上的妇女会感到焦躁、注意力不集中、容易哭泣、失眠等，不过多数产妇不用治疗就可痊愈。

但是有10%～15%的产妇在分娩后1～3个月间发生"产后抑郁症"，甚至延至产后6～9个月内，这些产妇不只抑郁，还可能失眠、产生毫无缘由的罪恶感，经常有自杀念头，长期影响到亲子关系。

产妇通常会有1个月坐月子的时间，到了4～6周才第一次回诊，产后抑郁症的好发时间都错过了，连产妇自己对症状都会合理化，加上家人注意力全部都在新生儿身上，产妇的心理状态更没人理会，抑郁的情形会更加严重，有些人还因此转为抑郁症。

目前产后抑郁症的发生被怀疑与多种激素变化有关，而喂母乳的产妇，血液中有较高的泌乳素浓度，出现抑郁指数反而低。产后抑郁症容易复发，只要妇女一旦罹患产后抑郁症，下一胎有五成的复发率，而燥郁精神疾病妇女，只要一次出现产后抑郁症，下一胎分娩时几乎百分之百都会复发。

家医科、一般科及妇产科医师在面对疑似产后抑郁的产妇时，要先排除器质性疾病，一旦确定产后抑郁症的诊断，应及早治疗。而妇产科医师在面对妇产回诊时，更要有足够时间来评估症状，必要时更应转至精神科医疗，以免延误治疗时机。毕竟精神科医护人员面对类似个案经验颇多，可给予病患较完整及贴切的治疗。

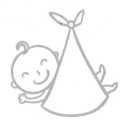

赶走抑郁的自我调适法

控制负面情绪，远离产后抑郁症，是产后女性必要的心理课题。放开心情，去迎接生活里的美满和幸福吧！

抑郁是女性的大敌

分娩后，许多妈妈开始担心，怕自己无法将宝宝照顾好，怕家人疼爱宝宝甚过疼爱自己，担忧自己无法恢复往日的青春美貌；或者因为宝宝太调皮而感觉筋疲力竭。这些焦虑都会影响到新手妈妈的心理，甚至对宝宝和家人都造成影响。

控制负面情绪，远离产后抑郁症，是产后女性必要的心理课题。要知道，这不是妈妈一个人的事，需要家人的精心呵护和照料才能一同解决。其实，看着可爱的宝宝健康成长，还有什么不满足的呢？

以下问题，如果你的答案中有两个结果"是"的话，就该有警觉心，果断地采取措施。

①你是否感觉心情低落、郁闷、无精打采，对一切事物都失去了兴趣？

②你是否觉得对生活和未来没有信心和希望，悲观忧愁，即使是看到宝宝依然愁眉苦脸？

③你是否感觉烦躁不安、疲惫，时常发呆，出现失眠和早起的情况？

④你是否无法集中精神思考，甚至连书也看不下去？

⑤你是否不愿意做该做的事，并且为此感到愧疚和无助？

⑥你是否感到睡眠不好，臂膀和胸部沉重并发麻？

⑦你是否食欲不振，迅速地消瘦？

其实，发现抑郁症后不要担忧和焦躁，因为只要方法得当，注意心理调节，80％的抑郁症患者都能恢复健康。治疗抑郁症的方法很多，除了药物治疗，还要重视自我调节。首先，开始计划身材的锻炼，运动会提高人体快乐因素的内啡肽，能有效抑制抑郁症。其次，在工作和生活中给自己设定目标，每当达成目标的时候，就好好地奖励自己，送给自己小礼物也是不错的选择。如果感到孤独不被理解，可以找亲人或是朋友谈心、吃顿大餐、看看电影，改变自己不愉快的心情。如果以上方法都无法调适郁闷的心情，可以找专业人士进行心理咨询，他们可以提供药物的帮助，帮助你走出抑郁症的困扰。

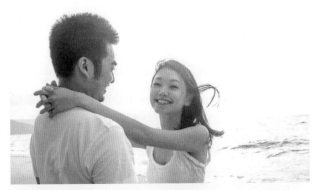

↑ 比起药物治疗，通过运动或其他方式来调整情绪，会更有效果。

注意情绪变化

情绪的变化往往离不开生理原因。当然，外部环境的改变，也是产后女性发生抑郁症的主因之一。那么究竟是哪些原因导致抑郁症的发生呢？如何改善呢？

1.激素变化的影响

妊娠后期，孕妈妈体内的雌激素、黄体酮、皮质激素、甲状激素等激素分泌会有不同程度的升高，为孕妈妈带来快乐的感觉。但是分娩后，这些激素会迅速下降，产生抑郁症状。

2.健康的变化

经历过分娩后，女性会变得非常敏感。如果在分娩过程中遇到不顺利情况，更会影响身体和心理状态。尤其是从妊娠到分娩的过程中出现过并发症，更容易给女性带来极大的心理压力。

3.家人的态度

如果家人不够体谅产后女性，或者有重男轻女的观念状态，更易引发产后妈妈的抑郁症。

4.睡眠不足

睡眠不足对身体和生理健康有双重的影响，繁重的家事和社会的压力会带给产后女性巨大的心理压力，所以一定要保证良好的睡眠品质。

还有其他的一些原因，比如经济因素。养育宝宝需要不小的开销，女性的心思比较细腻，常会担忧家庭的经济问题，从而导致产后抑郁症。还有的女性产前就已经焦虑不安，产后更容易出现抑郁症。所以，了解这些引发产后女性抑郁的原因，就能正确应对，如此不仅能更快速恢复自信和美丽，也能以更好的状态照顾宝宝。

正确应对产后抑郁症

1.第3日抑郁

通常发作于分娩的3天内，病情一般较轻，主要表现为：沮丧、焦虑、失眠、食欲下降、易怒、注意力不集中等症状，但是持续一段时间后，会自动缓解。

2.内因性抑郁

一般发病于分娩后的2周内，表现为激动、低落、焦虑、无助、绝望、罪恶感，过分担心宝宝的养育问题，甚至会因为担心不能正常养育宝宝而伤害宝宝和自己。

3.神经性抑郁

产妇以往有神经病史的情况，分娩后病情加重，身体不适，情绪变化较大，睡眠不安。

这三类产后抑郁症一般都在分娩后几周内发生，持续时间一般较短，但是危害可能较大，产后妈妈可能会做出伤害自己和家人的举动。所以家人和产妇自己都要正确地认识产后抑郁症，并正确地应对。

Tips

远离烟酒

酒精会让人体的中枢神经系统产生抑郁的感觉，而尼古丁则会加快心跳速度，加重人体对于紧张不安、烦躁的感觉，所以最好远离烟酒，才能保证身心健康。

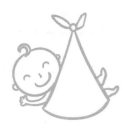

有自信的妈妈最美

想要有自信该怎么做呢？首先是心态，平和的心态能让你心如止水。然后是自我提升，从饮食和运动下手，慢慢恢复往日的美丽。

用自信对抗抑郁

也许照镜子的时候，你会感觉皮肤松弛，体态肥胖，感觉那些小斑点在脸上非常讨厌。以前的大美女如今变成黄脸婆、水桶腰，这是多么令人难过的事情。但是，请不要气馁，快打起精神来。俗话说，没有丑女人，只有懒女人，这句话是非常有道理的，你很快就能发现其中的奥秘。

自信是一种状态，有自信的女人通常充满魅力，即使现今她的身材和容貌都不尽人意，但是那种有自信的气质和魅力是无法抵挡的。想要有自信该怎么做呢？首先是心态，平和的心态能让你心如止水。然后是自我提升，从饮食和运动下手，慢慢恢复往日的美丽，更有助于心态的修练。

心态不可跟着变老

分娩后，孕妈妈就正式成为了妈妈，年龄增长，也长了辈份。这种情况下，许多产后女性会出现这样的状态：刚刚做过的事情或者说过的话，很快就忘记，经常莫名其妙地感到焦虑不安，留恋过去发生的事情，喜欢讲述过去的丰功伟绩，并常常感叹，觉得眼前的事情没有意思，提不起兴致，不喜欢与人交流，更喜欢一个人独处，不愿接受他人的帮助，喜欢搜集一些奇怪的小东西等。

如果这样的感受非常强烈，那么要注意，这可能是精神和心态变老发出的信号！如果不加以重视，很可能发展成病理性神经疾病，如精神疾病、抑郁症、精神分裂。在医学检查中，还会发现脑萎缩、脑波较慢等问题，心理测试中还会发现智力降低和人格缺陷等疾病。

所以，产后女性要重视心态的变化。时常保持乐观的情绪，感觉自己年轻。忘记自己身体的不适，忘记许多不愉快的事情。生活要有规律，早睡早起，一日三餐定时定量，还要多参与各种丰富的娱乐活动，避免胡思乱想。

如果是上班族妈妈，一定要认真对待工作，圆满地完成工作会激发成就感，防止心态变老。和睦的家庭环境也很重要，让家人和你一起建立轻松愉快的家庭生活，这样就能给宝宝更好的照料。

Tips

生活环境很重要

产后女性不仅要从心态上改变自己，采用合理的饮食结构，适当锻炼也能帮助自己充满自信。生活的环境如果温馨、美丽，也能提升幸福指数。

女性宜自我培养自信心

想要快速恢复完美身形、拥有白皙的皮肤，那么最重要的是先让自己活力充沛。如果心情都不好，哪里还有动力呢？所以新手妈妈想要尽快恢复身体，需要先培养自信心。相信自己是最具有魅力的女人！要知道，缺乏自信心会造成暴饮暴食、自尊心受损等。这样身体的恢复速度就会跟着降低，还会对宝宝的心理造成负面的影响。

因此在日常生活中，产后女性就要进行自我调适，思考问题时避免钻牛角尖，尽可能地让负面想法从脑海里消失。看待问题的时候尽量豁达，保持轻松开朗的心情。这样能避免因心态不好，导致暴饮暴食而肥胖的情况。

要让自己充满自信，就要懂得欣赏自己。大部分的人会对自己变形的身材产生厌弃心理，厌恶自己的缺点。倘若某件事情没有做好，还会产生罪恶感。这样的心态是无法让自己充满自信的。

懂得欣赏自己，即使不完美的身形也能自我欣赏，清楚自己的优势在哪里，才能建立良好的自信心。不要让其他的事物控制你的情绪，比如大量地进食，或者某件不好的事情影响你的心情。请不要让它们控制你，自己的快乐要掌握在自己手中！

Tips

自信需要老公的帮助

老公宜多多赞美生完宝宝的她，主动承担各种家事。还可以经常为妻子准备一桌她爱吃的"大餐"，或者为她准备一些小礼物，给她一些惊喜，这些都能帮助她重塑自信，重新焕发活力和魅力。

有自信的妈妈快乐又美丽

许多爸爸会很懊恼，前一分钟脸上还挂着笑颜的妈妈，怎么下一秒却突然泪眼汪汪，情绪也太不稳定了。如果妈妈的情绪经常这样多变的话，夫妻间一定会发生很多不愉快的事情，甚至会影响夫妻感情。那么是什么原因导致她们的情绪多变呢？

首先，是自卑心理作祟。自卑是一种自觉羞愧、低人一等，产生内疚、忧伤、畏缩、心灰意冷的复杂情绪。这种情绪可能长期存在某个人的心理状态中。很多女性会因为生育健康的宝宝而感到自豪，也有的女性会产生自卑、怯懦等心理，太在意他人的评价，需要他人的赞扬和肯定。

如果评价不高或者得不到赞扬，则会加重自卑心理。要知道这些不良情绪不仅让身材迟迟无法恢复，更严重地会让产后女性放弃自己的优势，不敢与人竞争，失去出类拔萃的机会，慢慢发展为心理疾病。

导致产后女性出现自卑心理的原因大致包括：

❶ 生产过后身材走样，失去暂时的美丽。

❷ 嫌恶身上出现的麻烦，比如恶露。

❸ 自身条件的不满意，比如职业、体力等。

❹ 产后的一些不适症状，让自己觉得身体大不如前，无法随心所欲地做自己想做的事。

❺ 老公或家人的嫌弃与埋怨，会让妈妈想说自己是否真的什么事都做不好。

当感到自卑时，保持心境平和，用深呼吸的办法控制自己的情绪，自己决定需求，享受权利。还有，做好人生规划是增加自信的主要助力。当你清楚地知道自己需要什么，你要为此付出什么，这种清醒的状态一定能消除自卑，增加自信，以增添快乐和美丽。

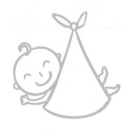

不要忽略情绪的变化

分娩后情绪变化会加重，进而引发产后抑郁症，所以帮助产后女性稳定情绪，是一件很重要的事，千万不可轻忽。

控制情绪的起伏

产后抑郁是情绪变化的升级版，所以情绪变化是绝对不可以忽视的。有些女性在产前就已经开始出现情绪不稳，那么分娩后会加重情绪变化，引发产后抑郁症，所以稳定情绪是很重要的。

产后1年是女性情绪波动最强烈的时期，是产后女性发生精神疾病隐患的时期，这种状况会一直持续到第2年，所以产后1年之内都要重视产后妈妈的情绪变化。如果没有及时控制，会引发躁狂症、抑郁症等精神疾病。

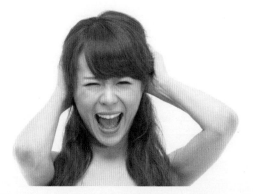

⬆ 妈妈在生产之后，若是情绪起伏太大，常常上一刻开心得哈哈大笑，下一秒却马上生气或是哭泣，此时就要特别注意，严重的话可能转变为产后抑郁症。

甩开不良情绪和悲观心理

有一些不良的情绪就像警钟一样，一旦出现，就要注意并控制。那么，有哪些不良的情绪呢？又该怎么控制呢？下面介绍几种产后妈妈常见的不良情绪，在出现这些情绪时，妈妈要特别注意，如果无法自己控制情绪，就应该向身边的人寻求帮助。

1.暴躁

一般人通常在某件事受到挫折的时候，会生气、发怒。发怒时，容易心跳增加、血管收缩、血压升高、呼吸急促，血液中葡萄糖含量增高。如此一来，很可能会做出不理智的行为，或是说出一些伤人的话语，进而后悔终身。

如果在家中暴躁发怒，会对家人心灵造成伤害。所以要控制自己的情绪，保持平和、愉快和乐观。但是也要注意，如果实在难过，可以适当地发泄情绪，但是千万不要时常动怒。

2.焦虑心理

焦虑通常会造成心悸、呼吸急促、气闷、口干、冷汗、便秘或腹泻、尿频、头昏、头疼、发抖、肌肉紧绷、常年脖颈背痛、坐立不安、无法安静、疲倦、受惊、无力、注意力不集中、失眠、多梦、易醒、易怒等。由此可见，焦虑比暴躁更会让健康受到影响，千万不可以轻易忽略焦虑的情绪。

3.狭隘

狭隘是宽容大度的反面。一旦受到这种情绪的影响，鸡毛蒜皮的陈年往事都会成为引发情绪变化的祸首。轻度的狭隘只是一种性格缺陷，而重度的狭隘则是性格障碍。狭隘会造成欲望低落、多疑、消沉、遇事不冷静、易激动、甚至产生轻生的念头。

产后女性如果出现狭隘的情绪，家人要先理解，切勿争执，多做正面引导。产后女性自己也要试着脱离这种情绪，思路要开阔广博，多和他人交流，并多到户外活动，呼吸新鲜空气。

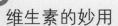

维生素的妙用

一般情绪不稳、暴躁焦虑的人体内都缺乏B族维生素和维生素D。所以，产后女性宜补充不同成分的B族维生素与维生素D，不但能有效缓解情绪不稳的症状，还可以改善身体不适的情况。

克服恐惧心理有妙招

这里说的怀疑精神其实就是钻牛角尖。一个个问题不断地重复出现，不断地怀疑它们的一切，这会让人心烦意乱，口不择言，严重影响工作和生活。怀疑是腐蚀剂，阻挠人们的行动力，腐蚀付出的心血和努力。

女性不仅承担生儿育女的责任，很多现代女性还渴望在职场中实现自我价值。因此有的女性因为受到负面情绪的影响，便开始对自我的能力产生怀疑，更因为要照顾宝宝，而分散精力和注意力，影响到自己原本的职业规划。这些都会造成钻牛角尖的怀疑情绪。这种危害是极大的，会让产后女性在怀疑中消磨殆尽，或在人生的道路上停滞不前。

要克服这种危害，就要确立一种思想原则，充分相信自己的信念。可以参考以下的做法：

❶ 天生我材必有用，因此绝对要完全信任自己的能力，相信自己一定可以做到，并觉得为此付出的努力是值得的，不要有任何怀疑。

❷ 必须消除自己的质疑，做一件能带来成就感的事情，不管它值不值得。

❸ 做事情之前先深思熟虑，避免消极的思想影响计划、破坏进度。

❹ 快速、果断地做出决定，别让犹豫影响了你的决断。果断的决定在任何时候及事物上都领先怀疑和犹豫，所以果断处理每一件事情，不要犹豫不决、懊恼后悔。

❺ 不要被坏情绪迷惑，不要被任何事物所迷惑，而找不到生活的方向。尤其是产后女性，可爱的宝宝带给你的不是枷锁，而是一种全新的人生。当你打开心扉会发现，这种全新的人生非常美好。

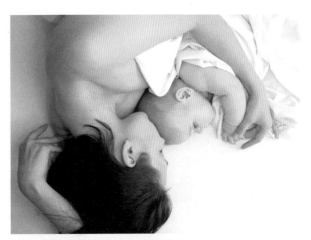

🔾 产后的生活虽然有许多不便，除了身体的不适，照顾宝宝也是一件辛苦的事。但为了以后美好的生活，一切的付出都是值得的。

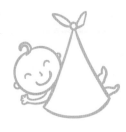

快乐才是妈妈的生活主题

心理上的疾病引发的不仅是精神状态的问题，还有生理上的双重疾病，所以快乐是一剂万能的灵药。

快乐可以治愈心理

当发生疾病的时候，许多人都认为是生理机能出现了某种问题。其实，不能忽略心理因素，心理上的疾病引发的不仅是精神状态的问题，还有生理上的双重疾病，所以快乐是一剂万能的灵药。

当事物遇到阻碍的时候，把它当做一道题目，排列出它的目的、目标、解决办法，然后处理，这样才能发挥出最大的创造能力。当然，你也会从中得到快乐。多鼓励自己，今天又是快乐的一天，那么今天就真的会得到快乐。

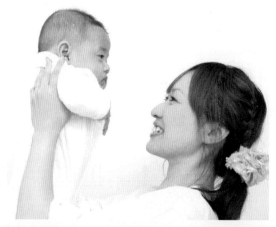

⬆ 开心也是一天，难过也是一天，妈妈何不放开心胸，愉快的度过产后生活呢？

寻找生活中的乐子

产后女性除了照顾宝宝和家人，还想要实践自身的价值，经营自己的人生。在这种情况下，更应该保持积极向上的心态，才能创建最美好的生活，并开创属于自己的事业。

她们也知道，要追求快乐和美好，需要用自己的双手和精力去创造。该怎么让自己和家人都开心快乐，是她们最关注的事情。

首先，提前做好计划。晚上睡觉前，用漂亮的记事本帮自己规划第二天的行程安排，根据事情的轻重缓急做分类，并列举出处理的方式及妥善安排时间，这样会让你的生活井然有序，每一件事情都会完成得很漂亮。但是要记住，不要给自己安排太多事情，否则反而会增加压力，要预留一些放松休息的时间。

要为生活添加小创意。发挥自己的想像力，自己DIY一些小物品，比如挂历、编织花篮、围巾、手绘布鞋和T恤。要是愿意的话，还可以试着给宝宝做一件简单的小衣服，或者为家人准备餐点，都会很有意义哦！

然后，要记得放松自己的身体。每天的劳碌会让身体每一寸的肌肉都紧绷起来，久而久之就会酸、涨、痛。所以不时地放松自己的身体，做个伸展操，或者是产后瘦身操。也可淋浴或者用精油泡澡，再做个按摩，你会觉得身体轻盈有活力，心情开朗又愉快。

给心灵也来个美容

缓解心灵压力，让压力不损害身体健康，可以给心灵做个排毒美容SPA。

1.给态度抹点乐观

豁达乐观是一种能给我们增添勇气、信心的力量。它能减少对心灵的劣性刺激，坚持积极、自信和快乐。给态度抹点乐观，无论遇到什么情况都能微笑迎接，让内心充满力量。

2.给感情涂上宽容

宽容是沟通感情的重要因素，它可以消除人们之间的隔阂和心结。各种矛盾和烦恼遇到宽容，都能迎刃而解。

3.用哭泣做一个排毒

哭泣能宣泄心灵的苦闷、忧伤，能缓解紧张的情绪，消除心理负担。眼泪还能够保护眼睛免受烟尘的侵害，还能消除皮肤皱纹，保持青春活力。帮心灵排毒的最好方法就是"哭泣"。

4.用倾诉洗涤心灵

倾诉是一种自我心理调节的方式。当郁积着哭闹和烦闷的时候，找个信任的人倾诉，能够化解心中的郁闷。倾诉后，他人的劝导和抚慰能洗涤心灵的暗尘，重新寻获人生的平衡和快乐。

5.用快乐做一个心灵面膜

快乐是一种健康的机能。它能调整各种有益激素的正常分泌，还能调节脑细胞的兴奋度和血液循环功能。快乐，不仅能让自己沉重的心情变得轻松开朗，也能缩短和他人的距离、忘掉忧愁，增添幸福感。

5招打造美丽好心情

产后女性的快乐，其实多来自于宝宝和家人。所以和宝宝建立亲密的联系，在日常生活中找到让自己保持快乐的小招数，宝宝、家人和你都能拥有美丽的好心情。

1.搜集育儿资讯

经常从电视、报刊、杂志上搜集育儿知识，并把它们分类，然后一一实践。你会发现，学习和照顾宝宝的过程能让你感到非常有趣。

2.虚心求教

向专家寻求建议，或者是咨询非常有经验的育儿妈妈，有了她们的帮助，能让你在照顾宝宝的时候不会手忙脚乱，可以事半功倍，如此一来当然就有好心情。

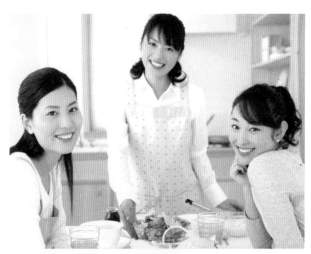

⬆ 照顾宝宝是妈妈生产后的重心之一，因此和其他妈妈交换一些育儿经，是很愉悦的过程。

3.和老公一起计划宝宝的未来

在网络上帮宝宝添置衣物，把宝宝打扮得漂亮可爱，这能让你的心中充满憧憬，可以在照顾宝宝的过程中，依照你们的能力为宝宝设计一个灵活多变的未来，这是一件多么美好的事情啊！

4.创建温馨的家庭环境

快乐的心情让整个家庭的氛围都轻松快乐起来，把压力挡在门外，让家人也都快乐轻松。他们能和你一起好好地照顾宝宝，烦心的事就能够迅速地解决。

5.好好休息

尽量和宝宝保持相同的作息时间，这样能够让你和宝宝都精力充沛，你也能活力充沛地应付这个小捣蛋！

这些建议不仅提供参照，也可作为借鉴。如果自己能有更好的方法，不妨和其他人一起分享你的好经验。

Tips

要主动，不要被动

要记住，不要等负面心理出现以后，才开始改变心情。要化被动为主动，才能避免出现各种心理疾病。有些妈妈会消极地面对产后生活，不愿意做任何改变，这样很容易会造成忧闭的心理。不如积极乐观地面对，让自己开心的同时，也会与宝宝和家人相处得更愉快。

快乐也可以吃出来

有一些食物含有抗抑郁的物质，多吃就能产生快乐的情绪。那么符合健康标准，又能适合产后女性的快乐食物有哪些呢？

① 全麦面包：复合型碳水化合物、硒，可提高情绪，抗抑郁。

② 深水鱼类：ω-3脂肪酸，能阻断神经传导路径，增加血清素的分泌量，提高人的情绪。

③ 南瓜：维生素B_6、铁，能帮助身体储存的血糖转变成葡萄糖，提高大脑兴奋点。

④ 香蕉：生物碱、色氨酸、维生素B_6，可振奋精神，制造血清素，减少抑郁发生。

⑤ 樱桃：花青素，可降低发炎，改善头疼、肌肉酸痛的症状。

⑥ 菠菜：铁、叶酸，叶酸能够帮助增加血清素。

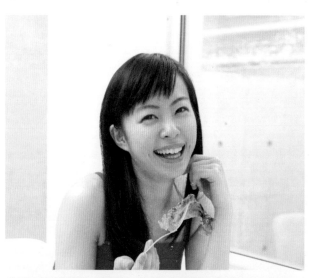

⬆ 用食疗辅助，多吃一些可以改善抑郁情绪的食物，也有不错的效果。

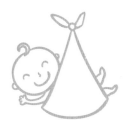

学会自我减压，生活更轻松

压力过多就要学会减压，减压的方式各式各样，为产后女性带来多种选择，哪种减压方式最适合你呢，选择你感到最有趣味性的减压方式吧！

寻找适合自己的减压方式

压力过多就要学会减压，减压的方式各式各样，为产后女性带来多种选择，这些方式都能让你感到快乐。那么哪种减压方式最适合你呢？选择你感到最有趣味性的减压方式吧，它们不仅能减轻压力，还能提高大脑和身体的运转能力哦。

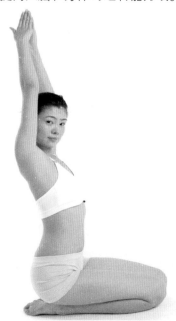

⬆ 运动也是一种减压的方式，还能同时锻炼健康的体魄，非常推荐妈妈可以尝试看看。

避免6种负面情绪

生活中的负面情绪对产后女性产生了很大的影响。一般情况下，有6种负面情绪是需要警惕的，不加以疏导可能造成心理疾病。

1.激动

由于分娩后体内激素的变化，情绪可能不稳定，再加上身份的转换，产后女性可能会出现激动、兴奋的情绪。情绪的波动很可能导致产妇拒绝哺乳等情况，从而影响到初生的宝宝。

2.埋怨

对不再美观的身材和容貌，产后女性难免会产生埋怨之心。久而久之，会对他人和自己的心理状态产生负面的影响，造成家庭不睦、工作不顺畅等情况。

3.担忧

大部分产后女性都会过分地担忧，担忧不能让宝宝健康，把一切罪过都加诸于自身。其结果就是导致抑郁。

4.淡漠

有的女性价值观会不一样，她们过度追求个人的幸福，缺乏对宝宝的疼爱之心；或者因为不能承受哺乳和抚养的压力，而导致失去做母亲的热情。

5.生气

有些产后女性遇到压力和阻碍，会选择发怒的方式来减轻，迁怒家人，甚至迁怒宝宝，做出伤害自己和他人的行为。

6.自卑

过度自卑是抑郁的前兆，所以抑制自卑心理，是帮助产后女性恢复健康心理的制胜法宝。

Tips

哺乳需要专注

有的产后女性会一边哺乳一边做其他的事情，比如看电视、看书、闲聊等，这样会阻碍母亲和宝宝之间的情感交流。宝宝虽然不会说话，但是他们渴望触摸，渴望声音。专注，是抚慰他们心灵最好的方式。

女性可能会遇到的压力

1. "完美妈妈"的压力

许多产后女性在生产前，认为自己会成为一个完美的妈妈，能够好好地照顾宝宝，让宝宝吃得好、穿得暖，不会发生疾病。然而，事实往往让人失望。宝宝依然会发生疾病，大部分产后妈妈都会沮丧不已。其实，只要保持平和心境，生活平稳有规律，就是一个好母亲。

2. "生理时钟"改变带来的压力

成为母亲以后，为了照顾宝宝，产后妈妈的生理时钟发生了巨大的变化，和宝宝同吃同睡，有时候甚至日夜颠倒，这些都会造成压力，让产后妈妈身体和心理都发生改变。

3.伴侣关系调整的压力

以往甜蜜的两人世界多了一个小生命，你是妈妈，他是爸爸，角色就此转变，有的人并不能适应这种关系的转变。这种伴侣关系转变造成的压力，会带来不良情绪的影响。其实，只要好好地调整关系，就能很快适应，并感受到其中的乐趣。

4.角色扮演的压力

产后女性升级为母亲后，要开始扮演许多角色，保姆、护士、厨师、管家、清洁工等，还要做女儿、妻子，对女性来说压力非常大。然而大部分女性往往想扮演好每个角色，那么就会受到多重压力的影响。

5.缺少自己时间的压力

产后女性要无时无刻地照顾宝宝，又要做家务，可以做自己想做的事的时间实在是少之又少，长久下来，会累积不满与疲劳，要多加注意。

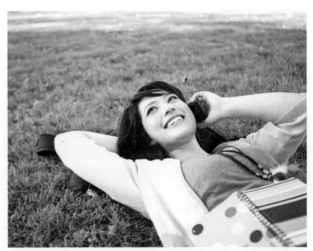

↑ 成为妈妈之后，会面临许多压力，除了自我调适之外，从生活中找到乐趣也是很重要的。

心理减压小妙招

1.和朋友相约聚会

妊娠和分娩让你远离朋友多久了？在合适的时间里，尽快和朋友们联络吧，和他们出去聚一聚，能让你快速地找回熟悉的生活，友情也能让你找回快乐，帮你分担压力和痛苦。

2.重拾兴趣

你的兴趣是什么呢？绘画？唱歌？看书？运动？还是看电影呢？重拾这些爱好能开阔你的视野，让你焕发魅力和活力。

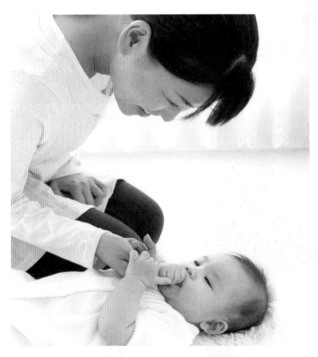

⬆ 用爱来抵抗一切压力吧！有时候爱和给予能帮助你消除压力、委屈、懊恼和不愉快。将你的爱给予宝宝，你会感受到生命的奇妙。

扮演好自己的新角色

要记住，扮演新的角色并不全是负担，它也是一件非常美丽的事情。这些角色丰富了你的生命。试想一下，当你能够成功地为宝宝和家人准备一顿美食，家人们都亲切地称呼你为大厨师，这样的感觉是不是很好？要记住，在角色扮演的过程中，不要忽视了自我的价值，而是让它更能表现出你的价值，你会感觉到你是被家人所需要的母亲、妻子和女儿。

处理好"家庭三角关系"

家庭的三角关系非常奇妙。当浪漫的两人世界结束，宝宝成为家庭的重心，重新调整自己的角色，对每一个家庭成员来说都是很重要的。

首先，要合理地规划每个人的家庭职责，共同为宝宝担负起养育的责任。宝宝的衣食住行，宝宝的早期教育，每一件事都需要细心合理的规划，规划后分工合作，共同完成。当宝宝不缺吃穿、健康成长的时候，最开心的当然是爸爸妈妈了。

其次，要重新为家庭做行程安排。曾经规划的旅游计划、购物计划和朋友的拜访安排都要取消、重新设计。原有的习惯被改变可能有些不适应，但是细腻有条理的计划、有条理的安排，能让你们感受到更多的快乐而不是麻烦哦！

还有，要让夫妻的感情更融洽。爸爸不要为了宝宝冷落妈妈；妈妈也不能因为宝宝而冷淡爸爸，夫妻关系和亲子关系一样重要。三个人一起作伴，陪伴爸爸一起和宝宝玩耍，温馨的家庭环境能让家人更加开心。

最后，和老公一起照顾宝宝，妈妈要多把照顾宝宝的事情分给爸爸，让爸爸为宝宝换尿布、洗澡。你会发现，他们能把宝宝照顾得很好哦！

Part 3
宠爱妈妈的产后生活照护

产后调理是女性一生中重要的一环，也是影响其一生健康的重要关键。一般来说，分娩后6周左右，产妇身体才能慢慢恢复正常，在这期间身体的变化和生活起居各方面的照护十分重要，医学上称这个时期为"产褥期"，也就是俗称的"坐月子"，在这段期间，产妇需要进行特别的护理。本章主要介绍产褥期产妇的身体变化和生活照护方法，并介绍在家坐月子的各种方式，如聘请专业的月子保姆、订购月子餐，或是最传统的由亲人帮忙坐月子，让产后妈妈可以依照各自的需求而有不同的坐月子选择。

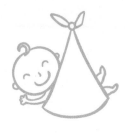

坐月子的选择

比起在月子中心坐月子，在家坐月子不但经济实惠，对于环境的熟悉也有利于产后妈妈的心情放松，进而帮助身体快速地恢复，好处多多！

什么是坐月子？

产妇坐月子需要4～6周。这是一段针对妊娠及分娩对产妇身体造成损伤而制定出补充元气、调养生息的特殊护理周期。

其特点是，产妇身体虚弱，需通过休息、营养、运动等方面调理来加以改善，使身体器官和精神得以恢复。必须在他人（家人和月子保姆）的帮助下，使产妇身体尽快恢复到孕前水准，预防疾病的发生。

新生儿刚刚来到母体外的世界，有很多不适应的情况，必须对其特别照料与养护。如何预防新生儿发生疾病和不适，使其正常发育生长，有赖于母亲、家人和月子保姆的悉心关怀和护理。

坐月子的方式

选择由妈妈、婆婆照顾坐月子为最普遍的坐月子方式，也有些妈妈会到坐月子中心，由专人帮忙打理月子生活；此外，部分妈妈会选择料理外送、请其他亲人帮忙坐月子、上门服务等坐月子方式。

不管是哪一种坐月子方式，妈妈都必须在生产前就考虑清楚，考量自身的情况、经济、方便性等，并跟丈夫和家人讨论协调，在产前就确定好坐月子的方式，安排好所有的细节，这样才能在产后拥有开心放松、没有负担的月子生活。

在家坐月子最安心

到月子中心坐月子，免不了要一笔花费，而且也不一定比在家中来得轻松自在。在家坐月子又可以分为以下几种方式：

1.妈妈照顾坐月子

妈妈会比较了解自己女儿的口味，产后妈妈想吃什么或想做什么，都可以大方地告诉妈妈，不会不好意思，心情自然也会比较放松。

虽然让自己的妈妈帮忙坐月子会比较自在，但事前的沟通也是不可省略的。孕妈妈应先告诉妈妈，自己所期待的坐月子方式是什么，以及希望妈妈帮忙的部分有哪些，并确定这些工作内容是妈妈可以负荷得了的。

2.婆婆照顾坐月子

产后可以回到自己熟悉的环境中休养，又有家人的关心，更能让一家人享受三代同堂的天伦之乐，还可以节省开销。由婆婆帮忙坐月子，可省下一笔费用，用做其他规划。

不过，婆媳之间多少还是会有一些距离，比较常发生的状况是，婆婆煮的月子餐，媳妇即使觉得口味不合适也难以启齿；或是婆婆观念过于保守，不准妈妈洗头、洗澡等，造成困扰。不只妈妈本身承受许多压力，婆婆自己也会担心没帮媳妇坐好月子而受到怪罪。

在照护宝宝的想法上，婆媳很容易出现意见分歧的状况。比较有自主性的妈妈，对于如何哺喂及照顾宝宝自有一套想法，这个时候就要靠丈夫帮忙解决问题。丈夫是婆媳沟通的重要桥梁，应想办法化解婆媳间的冲突，使双方各退让一步。

3.订购月子餐点

想在家安心的坐月子，但又不希望劳烦婆婆、妈妈来帮忙打理月子餐吗？有这类困扰的孕妈妈，不妨考虑选择外送月子餐的方式。现在的外送月子餐业者，大部分都会针对妈妈个人的体质来调整月子餐的内容及烹调方式，餐点一般会采用低温冷藏配送的方式，于每天早上请专人将当天所需的份量送到家中，妈妈可先放到冰箱冷藏，待欲食用时再拿出来加热，十分方便。

不过，地区性的月子餐外送，大部分是餐点一做完就赶紧配送，在温热的环境下，容易造成食物变质，甚至是滋生细菌，使食品卫生的安全备受考验。且许多小家的业者，会直接使用一般房车抑或机车等非专业低温冷藏车当做配送月子餐的交通工具，请妈妈要特别注意，可别忽略此点而影响自身健康。

4.月子保姆上门服务坐月子

聘请专业的月子保姆到家中帮忙，妈妈不但可在自己习惯的环境中坐月子，又有保姆帮忙照顾小宝宝，不需要麻烦到长辈。费用也比坐月子中心低，预算有限的妈妈可列为考虑。

确定要采用上门服务坐月子的孕妈妈，建议在怀孕6个月时就开始寻找。许多有口碑、经验丰富的保姆，通常很早就被预定了，因此早一点选择，可以找到比较符合理想的保姆。提醒孕妈妈，最晚也应在产前2个月确定及签约，才不会面临找不到好保姆的窘境。

月子保姆的定义

月子保姆是近年来兴起的产业，是专门服务于产妇和新生儿的专业化家政人员。月子保姆，顾名思义，她们要肩负新生儿与产妇一个月的安全和健康的重任，有的甚至还要管理一个小家庭的生活起居。月子保姆一般是较年长的妇女，她们经验丰富，有工作能力，故称月子保姆。

新生儿需要照料，产妇刚生完新生儿，身体虚弱，自己照顾新生儿有一定的难度，而且自己也需要他人照顾。因此，月子保姆肩负着护理母婴两人的任务。一般情况下，月子保姆的工作集保姆、护士、厨师、保育员的工作于一身。好的月子保姆还可以帮助新手妈妈学会育儿知识，传授育儿经验。

每日与产妇、新生儿相处的月子保姆，是新手妈妈的好帮手、是新生儿的保育员，也是一个小家庭的全职保姆。因此月子保姆的职业技能非常重要，要熟知许多护理知识和产妇的生活、饮食调养知识。

月子保姆的工作职责

月子保姆肩负着产妇心理护理、产后恢复、新生儿护理及喂养、智力开发等一系列的护理与服务工作。其职责有以下内容：

1.保持室内清洁卫生

月子保姆每天要清扫居家环境，保持室内家具、用品摆放整洁，有条不紊，使用方便；每天适时开窗通风，保持室内空气新鲜；室内温度适宜，不干燥，不潮湿，使产妇、新生儿生活在适宜的环境中。

2.产妇的护理内容

1. 生活护理：帮助产妇擦洗身体、观察恶露，帮助产妇活动，洗涤产妇衣物，兼顾护理与家务，促进产妇身体恢复。

2. 营养搭配：合理安排产妇饮食，为产妇制作营养餐，促进产妇身体恢复和发奶。

3. 乳房护理：清洗、按摩乳房，帮助产妇通乳，解决乳房胀痛、增进发奶、疏通乳腺，教导产妇正确的哺乳姿势，以及烹调发奶的料理。

4. 教产后恢复操：帮助产妇进行产后恢复操，恢复产妇身体，促进恶露排出，防止产妇过胖。

5. 心理指导：与产妇交流育儿心得，进行心理沟通，最主要是要避免产后抑郁症的出现，心灵的安慰与交流，可以使产妇愉快地坐月子。

3.新生儿的护理内容

1. 生活护理：指导产妇正确哺乳，并实施对新生儿的喂养、呵护、睡眠、洗澡、穿衣、换洗尿布、物品消毒等，都要仔细教导。

2. 专业护理：抱婴儿、按摩婴儿身体、测量体温、观察婴儿有无身体异常、及时替换尿布、洗涤婴儿衣服与消毒哺乳器具等。

3. 身体护理：注意新生儿脐部、卤门、臀部、体温、排便、睡眠、啼哭的观察及护理。

4. 常见病护理：对脐带消毒护理；对尿布疹、鹅口疮、发热、腹泻、便秘、黄疸等常见身体表征的观察护理。

5. 潜能开发：月子保姆帮助产妇为宝宝做婴儿操，与新生儿说话，寓教于乐，锻炼宝宝四肢协调能力和对成年人话语的理解能力，早期智力开发，使其建立良好的生活习惯。

月子保姆的素质要求

1.健康的身体

因为要与产妇和婴儿密切接触，从事母婴护理工作必须具备相关的体检证明，确定身体健康，没有传染病和不能胜任工作的慢性疾病。

2.具备相应的技能

1. 产妇护理知识：例如产妇的饮食特点及营养搭配知识、产妇起居特点及护理知识、产妇常见病与应对措施等；另外，还要学会教导产妇如何做产妇操等事项。

2. 新生儿护理知识：了解新生儿生长发育特点，一般生活护理，新生儿常见疾病的预防和护理，并勤奋努力做好应做的工作。

3.良好的人际沟通能力

月子保姆护理工作需要与雇主家庭人员互动、交流，月子保姆要提高语言表达能力，学会用和蔼的态度与家庭成员沟通，友好相处，在工作中做到以诚相待，以取得雇主的信赖和配合。

4.要有良好的人格品质

良好的人格品行，首先是诚实。诚实是做人的基本原则，说话做事要表里一致，让人信赖，使雇主相信你说的、做的，才能放心把产妇、新生儿交给你，并且相信你能够把事情做好。月子保姆努力工作，得到雇主信任，是做好此护理工作的基础。月子保姆不可自私自利，不可虚伪狡猾，故作姿态，讨人好感。这种虚假的行为，会使雇主对其失去信赖，不能完成月子保姆的服务职责。月子保姆不可随意取用雇主的贵重物品，或拿雇主的东西，以免使雇主产生怀疑和担心。

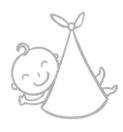

产后的身体变化

产后身体会发生一些变化，妈妈不要过于紧张，这都是生产之后的正常现象，只要安心休养并多多注意即可。

子宫和乳房的变化

产后妈妈的身体变化最多的，就是乳房和子宫，原本装着宝宝的子宫要开始慢慢恢复怀孕前的状态，乳房也为了准备宝宝的营养来源而有胀奶、泌乳等变化，要慢慢适应这样的改变。

1.子宫收缩

曾在怀孕时扩大的子宫，在产后4~6周的时间内会恢复到原来的大小。子宫收缩到原来大小的过程中，往往伴有不规则的收缩和松弛，这时产妇会感到产后痛。产后，原本扩大的子宫颈部渐渐恢复正常，1~2周后闭合。

产后2~3天，胎盘和卵膜已经脱落的子宫颈部开始生长黏膜，约经过1周时间，黏膜完全再生。子宫内的卵管和卵子在分娩后充血，子宫功能开始恢复正常。

2.排出恶露

分娩后，从子宫分泌出的混合有血液的分泌物叫做恶露。恶露由分娩时导致的产道伤口分泌物和血液、子宫黏膜组织等构成，在产后持续3~4周。

分娩后的2~3天血液成分较重，颜色呈鲜红色，量也较大，经过一段时间后，其颜色将变为褐色，到分娩后10天左右呈乳白色，到分娩4周的时候变成白色，进而恢复正常。

3.乳房变得丰满

随着怀孕的推进，乳房开始膨胀，分娩后更加挺立、丰满。分娩2~3天后，乳房变大、结实，表面有时会显现蓝色的血管。因怀孕而变得丰满的乳房在断奶后恢复到原来的大小，这时要注意预防乳房下垂。

4.分泌初乳

产后2~3天开始分泌黄色的初乳。给婴儿喂母乳时，泌乳素分泌更加旺盛，这会促进乳汁的分泌。分泌初乳后，母乳的颜色变为乳白色，量也会增多。

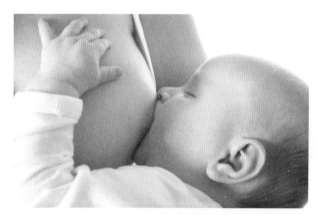

↑ 初乳非常营养，一定要让宝宝喝。

5.头发脱落

产后1~4周时，头发变干燥，头发脱落现象明显。这是头发暂停生长而引起的现象。大概产后6~12月时，激素分泌恢复正常，头发脱落现象消失。头发脱落严重时，避免烫发、染发、吹风以减少对头发的刺激。

6.痣变明显

怀孕期间，痣特别清楚，这是因为体内激素变化而出现的暂时现象，只要产后调理好，一段时间后就会好转。平时注意因怀孕和分娩而出现的角质或痣、雀斑，出门时最好涂抹防晒油。

7.留下赘肉，腹部脂肪增多

怀孕时的妊娠纹在分娩后消失，但还是会留下赘肉。另外，产下胎儿后，体重下降，但腹部皮肤上布满的皱纹却仍然不见消退。此时可以用市面上销售的消除赘肉专用保养品进行按摩。

8.6个月后体重较难恢复

怀孕期间，体重会增加10~12千克，分娩后，体重会减轻5~6千克。剩下的体重一般在产褥期下降。如果6个月之内不能恢复到原来的体重，那么就会发展成产后肥胖。

Tips

按摩头皮，巩固发根

如果对头发一撮一撮地脱落感到担忧，按摩头皮可以巩固发根，对治疗脱发很有效果。使用喷雾器，弄湿头发以后，用双手按摩头皮。手指尖用力按头皮的同时进行螺旋式按摩，轻轻握拳敲头皮。最好用手掌用力按压头部，直至手臂酸软。

产后会出现的正常现象

产后有以下现象是正常的，月子保姆应告诉产妇很快会恢复健康，不必担心。

1.疲劳

由于分娩劳累，产妇消耗大量体力，在产后不久即睡眠，需要几天后才能消除疲劳。

2.体温略升

产后24小时内体温略有上升，但一般不超过38℃。

3.呼吸深而慢

每分钟仅14~16次，产后腹压降低，横膈膜下降，由妊娠期的胸式呼吸变为胸腹式呼吸，呼吸变深且慢。

4.汗多

产后几天内，由于产妇皮肤代谢功能旺盛，排出大量汗液，尤其在夜间睡眠和刚睡醒时更明显，不属病态，于产后1周内会自行好转。

5.产后宫缩疼痛

产后3天内因子宫收缩而引起下腹部阵发性疼痛，于产后1~2天出现，持续2~3天后自然消失，多见于经产妇（已生过1胎以上）。

6.尿多、便秘

妊娠后体内滞留的水分会经肾脏代谢。产后几天，特别是24小时内尿多。由于活动量少，进食少，肠胃蠕动慢，而且汗多、尿多，因此常便秘。

7.出现恶露

产后阴道有排出物，医学上称为恶露，一般在3周左右排干净。

产妇要及时排尿

在正常情况下，产后4~6小时就会自行排尿。有些产妇，尤其是初产产妇分娩后不能自解小便，这是由于产程较长，胎头挤压膀胱引起尿道充血、水肿，使尿道闭塞而引起的；还有分娩时造成会阴部伤口疼痛，使产妇不能及时把小便排出来，这会引起泌尿系统感染，影响子宫复原。所以，产妇应重视产后及时排尿的状况。

产妇一定要于产后2小时或4~6小时主动或在引导下排尿，无论有无尿意，都应主动排尿。也可以在短时间内多吃些汤汤水水的饮食，多喝黑糖水，使膀胱迅速充盈，强化尿意，促进排尿。

产妇要精神放松，选择自己习惯的排尿体位，或月子保姆用热水清洗外阴部，或让产妇听流水声，诱发、鼓励产妇排尿。

可以在产妇脐下、耻骨上方放置热水袋，轻轻按摩膀胱部，以促进血流循环，消除膀胱壁和尿道水肿，鼓励产妇排尿。

产后要尽早下床活动

一个健康的产妇，在消除产时疲劳后，可于产后6~8小时坐起来，12小时后自己走或由月子保姆帮助走到厕所排便，次日便可在室内随意活动及行走。剖宫产的产妇术后平卧8小时后，可以翻身、侧卧，术后24小时可以坐起，48小时后开始在床边活动，并开始哺乳。剖宫产术后早期的下床活动可以减少术后肠粘连，但开始活动时每次时间不宜过长，活动量可逐步增加，以免疲劳。

产妇早期下床活动可以促进身心的恢复，有利于子宫的复原和恶露的排出，从而减少感染的机会，促使身体早日复原，减少产褥期各种疾病的发生，例如尽早下床活动可减少下肢静脉血栓形成的

发生率，使膀胱和排尿功能迅速恢复，减少泌尿系统的感染；促进肠道蠕动，加强肠胃道的功能以增进食欲，减少便秘的情况；还可促进骨盆肌肉、阴道紧实恢复等。

提倡尽早下床活动，指的是轻微的床边活动，或在家人的帮助下在室内活动，并不是过早地进行大量活动，更不是过早从事体力劳动。有的妈妈因为产后疼痛，一直卧床休息，不愿意走动，怕扯痛伤口。但身体越是没有活动，就恢复得越慢。虽然产前几天要多多休息，但适度的活动身体也是很重要的。

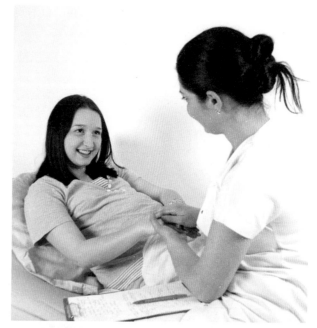

⬆ 不管是自然产或剖宫产的产妇，都应该在医生的指示及家人的帮助下尽早下床活动身体，就算只是走一走、慢慢地散步，也有助于身体的复原。

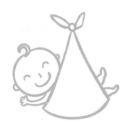

产后的生活护理

产后到身体基本恢复的6周时间称为产褥期。这个时期是静心休养、照料婴儿的时期，不能劳累，应时时刻刻保持身心安定。

营造良好的居家环境

1.要清洁卫生

室内一定要打扫得非常干净。在产妇出院之前，家里最好用75%的消毒酒精湿擦或喷洒地板、家具和2米以下的墙壁。要注意经常保持产妇房间的整洁卫生。产妇及新生儿的物品应分类整齐放置，不要随意乱放。避免过多亲友入室探望，以免影响母婴休息，且人多会造成空气污浊，尤其是患病的亲友，如感冒等疾病，易引起交叉感染。不要在产妇室内吸烟，避免污染室内空气。要随时清除卫浴间的污垢，以免污染室内空气。

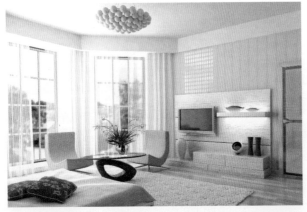

↑ 产妇分娩后，大部分的时间在室内调养，住家室内环境很重要。

2.温度要适宜

产妇不宜住在过于宽敞及潮湿的寝室里，因为产妇的抵抗力较低，所以房间需要恒温及舒适。

卧室保持通风，要根据四季气候和产妇的体质而定，即使是冬季，房间也要开窗换气。使用空调时，温度不宜过低。如果使用电风扇，不宜对着产妇直吹。

3.要有适度的阳光

产妇居室采光要明暗适中，灵活运用窗帘随时调节，要选择有阳光照射和朝向好的房间作为寝室，这样，夏天可以避免过热，冬天又能得到适当的阳光照射，使居室温暖。阳光还可杀死一些细菌，有利于卫生。

4.要保持室内空气清新

空气的清新有益于产妇精神愉快，有利于休息。每天开窗换气1~2次，保持空气新鲜。

产妇要避风寒和潮湿，但避免受风寒和潮湿不等于要紧闭门窗，特别是在盛夏季节，紧闭门窗往往会导致产妇中暑。其实，无论什么季节，产妇居住的房间都应适时开窗保持空气流通，只要不让产妇直接吹风即可。

5.浴室保持干燥

产妇的伤口还没完全恢复，行动不便，浴室若湿滑，很容易造成伤害，要特别小心。

坐月子期间休养重点

产后休养内容很多，大致上包括以下方面：

❶ 产妇要注意休息，以保养和恢复元气。

❷ 因产后虚弱，必须注意饮食调理来恢复身体、促进发奶。要多吃营养的高蛋白食物，更需摄取新鲜蔬菜、水果；身体虚弱者还要搭配一些药膳，并忌食过咸、过酸、生冷及辛辣刺激性食物。

❸ 产后应保持精神愉快，避免各种不良的情绪刺激。家人和月子保姆要做到无微不至的关怀。

❹ 要注意调节冷暖，随时预防寒、湿、热的侵袭。

❺ 产后必须注意清洁卫生，勤换衣被。

❻ 适当锻炼，有利于恢复身体。可由家人帮助产妇做伸展操、按摩，进行运动健身。

产后几天要卧床休息

产妇产后身体虚弱，气血不足，妊娠时子宫、脏器都发生位移，产后这些器官要恢复到原来位置，子宫要排除恶露，必须确保有充分的休息和正确的卧床养息，才有利于气血恢复，有利于排出恶露，使横隔膜、心脏、胃下降回位。

分娩完毕，不能立即上床睡卧，应先闭目养神，稍坐片刻，再上床背靠被子、枕头，竖足屈膝，呈半坐卧状态，不可骤然睡倒平卧。如此半卧3日（指白天）后才能平卧或侧卧、仰卧。闭目养神的目的在于消除分娩时的紧张情绪，安定神志，消除疲劳；半卧坐的目的在于气血下行，气机下达，有利于排除恶露，使横隔膜下降，子宫及脏器恢复到原来位置。在半坐卧的同时，月子保姆用手轻轻揉按产妇腹部，可使恶露、淤血不停滞在腹中，还可避免产后腹痛，产后子宫出血，帮助子宫复原。

坐月子第1周这样做

分娩以后要在产房观察2个小时，无异状才可以回到病房。回到病房后，最重要的任务是休息静养，稍休息后可好好睡上一觉，以解除因分娩带来的疲劳。为了避免空腹和口渴，可给产妇吃些简单食物和喝黑糖水等，并注意排尿，要尽快替新生儿喂奶。正常顺产产妇第1周应这样度过：

1.产后第1天

产妇汗多，这是产后汗腺异常活跃的缘故。会阴切开或撕裂伤进行缝合的产妇，由于伤口发热紧胀感到疼痛，行走不便，但会慢慢习惯。红恶露大约持续3天，量也很多，因此，除了要在家人的帮助下到厕所处理、及时消毒外，每隔3～4小时应进行一次清理、消毒。伤口缝合的产妇在小便及处理恶露时，应注意不要碰到伤口，并保持清洁。

如果没有其他异常的产妇，产后睡上一觉后疼痛即可缓解，就能够坐在床上。分娩后8小时可下床轻轻活动。会阴切开者应在分娩12小时后下床活动，自己处理排泄和恶露。虽然乳汁很少，也应让新生儿含着乳头试试，当做母婴哺乳的练习。得到医生的许可后，可在床上做产褥操，每天都要持续。还可在医护人员的指导下，做帮助子宫收缩的按摩。

2.产后第2天

疲劳已基本消除，精神开始恢复。乳汁开始分泌，乳房开始有胀奶感，要请人帮忙按摩。产妇可在室内散步。另外，会阴部缝合处伤口感到疼痛，特别是坐着的时候，要等到产后4～5天拆线后，才能好转，这期间要忍耐些。继续排出红色恶露，也许量比以往月经还多。

3.产后第3天

剖宫产的产妇可以下床活动。早下床活动有利于身体恢复，使乳汁分泌趋于正常，让新生儿不断吸吮。哺乳后一旦乳汁没有吸净，要用挤奶器挤出剩余母乳，使乳房排空乳汁，有利于发奶。

4.产后第4天

缝合会阴的产妇进行检查，情况顺利可拆线，也有第五天拆线的情况。拆线后的伤口刚刚愈合，解便时不要太用力，要持续活动，但不要太累。恶露变为褐色，称为"浆液恶露"，流量减少，黏糊糊的感觉消失。产妇可尝试和照顾者一起替新生儿洗澡。

5.产后第5～7天

复原状况不错的产妇通常在这个时候可办理出院。出院对于新生儿来说，是第1次外出；对产妇来说，也是产后第1次出门，因此要注意母婴皆穿好合适衣服，出院时间最好安排在上午9～10点或下午3～4点两个时段。酷暑时要避开太阳直晒，严冬时要避开寒气袭人的傍晚。对乘坐的车辆及其他方面也应格外注意，要有亲人陪伴或月子保姆照料。

Tips

要注意保暖

坐月子期间，保暖是非常重要的，因为产妇生产完之后，皮肤的毛细孔是张开的状态，要是吹到冷风，很容易留下头痛的后遗症，所以要特别注意保暖，就算是在夏天，也不能让电风扇直吹。

产妇产后2～4周活动及注意事项

1.产后第2周

此时产妇虽然还需躺着休息，但起来活动的时间比上一周更多了，可以开始做部分轻松的家务，这一周的奋斗"目标"是产妇能从床上起来多走动走动。由于夜间多次喂奶与更换尿布，经常有嗜睡现象。产后容易造成睡眠不足，一旦感到疲劳，必须立即躺下休息。

帮忙坐月子的家人或月子保姆，夜间要多照顾新生儿，以减轻产妇的活动。此时乳房的大小约为怀孕前的2倍，可能有些发胀，应帮忙热敷和按摩。第2周恶露即将结束，可以更换较小的护垫，且注意不要提重物。

2.产后第3周

不论是产妇还是新生儿，都要逐步走向"正轨"，产妇体力逐渐恢复；恶露慢慢排干净；新生儿作息逐渐有规律。产妇做家务以及日常生活也都正常化。当然不必勉强，每位产妇体力恢复各不相同。

本周末就接近"满月"了，这时妈妈和婴儿若有需要可以出门透气，但最好避免长时间待在室外。

3.第4周及以后

生活回到正轨，可以比较随意了。产后6～8周，产妇基本上康复，新生儿也长大些。一般来说，产后30天应该去医院做产后检查，或上公园散散步，放松一下心情。有的产妇坐完月子后过于肥胖，那就要注意减肥，不要错过成功减肥的最佳时机。

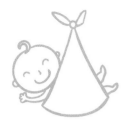

自然产的特别护理

自然分娩的产妇，产后会阴部的护理十分重要，若不小心照顾，很有可能会引发细菌感染，进而影响产妇的健康。

帮助产妇护理会阴部

生产后会阴部常会发生充血和水肿，或有程度不同的会阴明显裂伤等，这一部位很容易被尿便污染，加上产后阴道内不断有恶露排出，小心感染。

1. 注意会阴部的清洁、干燥，产后每天至少用专用的清洁盆清洗会阴部2次。冲洗一般用温开水即可，不需要加其他药物。若有会阴部撕裂伤等，则可用温开水或加入数滴优碘冲洗，并在每次排便后洗一次。在每次冲洗后，清洁盆都要晾在阳光下充分曝晒，以利于杀菌，预防感染。

2. 产后24小时内，在会阴、阴唇、肛门等处放置冰袋，可以减少水肿，24小时后可以试着热水坐浴或热敷。

3. 产后应尽量让会阴撕裂伤口部位在上方，保持卧位或坐位。一方面，可使产后恶露尽量不侵入伤口；另一方面，可以改善局部伤口的血液循环，促进伤口愈合。

4. 会阴部肿胀明显的产妇，疼痛持续不断，照顾者可帮助产妇用温热毛巾热敷以助消肿，每天3次；严重者可于每日早晚用清洁的棉棒，沾些优碘药膏，涂抹于伤口处，可促进伤口愈合。卧位时，要尽量将臀部抬高一些，避免压迫伤口，减轻伤口水肿和疼痛。

会阴部切开的伤口护理

1. 伤口血肿：如果伤口出血，血肿形成，应告诉医生进行妥善处理，必要时及时拆开缝线，消除血肿，缝扎出血点，重新缝合，使疼痛明显减轻直至消失，伤口可以正常愈合。

2. 伤口感染：遇到这种情况，应在医生的指导下服用合适的抗生素，并拆除缝线，以便脓液流出。同时可由照顾者帮助，用清洗干净的水盆，放入八分满的温开水，再滴入十滴优碘药水，搅拌均匀后，于温水盆中坐浴，一天浸泡2~3次。一般来说1~2周便会痊愈。

3. 照顾者要帮助产妇处理会阴切开的伤口：如将优碘稀释后帮助冲洗伤口，每次排便后冲洗一次，避免大便等脏物污染伤口。拆线后，多数产妇已出院回家调养，如果恶露还没有干净，仍要每天用温开水清洗外阴部2次。另外，要多喝水，多吃蔬菜、水果，保持排便通畅，防止伤口裂开。如果大便干硬，可服些软便药。排便时以坐式为佳，尽量避免蹲式。

4. 拆线后保健：虽然伤口外部已经完全愈合，但伤口内部恢复还需一段时间，所以拆线后产妇不要过度走动，运动量也不能太大，只能进行轻微的活动。

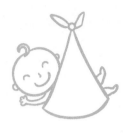

剖宫产的特殊护理

剖宫产的伤口较大，发生感染的概率也相对较高。另外，皮下脂肪越厚，伤口感染的概率越大，所以较胖的产妇更应注意产后伤口的护理。

剖宫产伤口的护理

剖宫产的伤口较大且深，不是短时间内就可以恢复的，因此在伤口的照护上必须更加小心，千万不可以轻忽。若是伤口不小心受到感染，很有可能会引起严重的后果，产后妈妈要特别注意。

① 剖宫产的产妇原则上不要淋浴，若伤口碰到水，要立刻用优碘消毒，同时盖上消毒纱布。清洁皮肤选择擦澡方式较安全，直到拆线后再淋浴。照顾者可帮助擦澡。

② 伤口结痂时，最好让其自然脱落，切勿用手去抓。因为过早地揭痂会把尚停留在修复阶段的表皮细胞带走，甚至撕脱真皮组织，影响伤口的愈合，易留下疤痕。如果伤口出现刺痒，可由照顾者帮助涂抹一些外用药，请医师开处方或者向合格药师购买止痒药膏止痒。

③ 注意饮食保健。产妇应多吃水果，照顾者可做一些鸡蛋、瘦肉等富含维生素C、维生素E以及人体必需氨基酸的菜肴。这些食物能够促进血液循环，改善表皮代谢功能，并促进伤口复原。

④ 保持疤痕处的清洁卫生。当出现瘙痒感时，不要用手搔抓，以免细菌感染。

⑤ 当腹部伤口有红肿、灼热、剧痛、渗出分泌物等情形时，应入院就医。

剖宫产后要注意异常变化

剖宫产毕竟是侵入性的手术，在术后有些妈妈可能会出现伤口感染、肠粘连等种种问题，因此手术后身体是否有发生一些不同的变化，就要特别注意，一出现异常就要马上就医。以下是剖宫产妈妈术后要特别注意的异常现象：

1.体温

剖宫产术后，产妇一般都有低热（38℃左右），这是由于手术损伤的刺激和术后身体对伤口处出血的吸收所致，均属于正常现象。每日为产妇测量体温1~3次，若术后出现持续高烧不退（38.5℃以上）则属异常，应立即找医生处理。

2.脉搏、血压

术后产妇的脉搏、血压均应较术前低。照顾者每天为产妇测量脉搏和血压，若出现脉搏加快而血压却明显偏低，应考虑是否还有原发或继发的出血存在，要立即检查和处理。

3.局部异常现象

局部异常现象可分为表面和深层两种情况。表面的异常现象主要是：切口感染、切口深层及浅层出血等；远期异常现象主要是：线头存留、疼痛，切口处腹壁薄弱形成切口疝，腹腔器官粘连，子宫恢复不良等。

剖宫产术后禁忌

施行剖宫产的妈妈，产后有一些绝对不可做的禁忌，为了让身体快快恢复，一定要遵守。

1.忌平卧

手术后麻醉逐渐消失，产妇伤口感到疼痛，而平卧位的方式将令子宫收缩痛觉最为敏感。因此，照顾者要帮助产妇采取侧卧位，身体与床成20～30度，并将被子或毛毯折叠后放在背部，可减轻身体移动对伤口的震动和牵拉痛。

2.忌静卧

术后麻醉消失，知觉恢复，应该下床进行肢体活动，24小时后可以练习翻身、坐起或下床慢慢地移动。这样能够增强肠胃蠕动，及早排气，防止肠粘连和血栓的形成。

3.忌过多进食

手术时肠管受到不同程度的刺激，正常功能被抵制，肠蠕动相对减慢，如进食过多，会使粪便增加，会造成便秘、腹压增高，不利于康复。所以，照顾者要注意术后6小时内产妇应禁食，6小时后也要少食。

4.忌多吃鱼

鱼所富含的二十二碳六烯酸具有抵制血小板凝聚的作用，不利于术后的止血及伤口的愈合。

5.忌吃产气过多的辛辣食物

如黄豆及豆制品、蔗糖等，这些食物易发酵，在肠道内产生大量的气体而致腹胀，影响复原情况。不要吃辣椒、葱、蒜等刺激性食物，以防疼痛加剧，照顾者要注意这一点。

6.忌服用过多镇痛药物

剖宫产术后麻醉药作用逐渐消失，一般在术后几小时伤口较疼痛，可请医生在手术当天使用镇痛药物，在此以后，最好不要再使用药物镇痛，以免影响肠蠕动功能的恢复。伤口的疼痛一般在3天后便会自然消失。

7.忌腹部手术伤口的清洗

在术后2周内，不要让手术伤口沾水，照顾者要注意，产妇全身的清洁宜采用擦浴方式。

8.忌动作过大

产后不要有大动作，就算是咳嗽或笑也应该用手撑住伤口或用枕头顶住你的胃，你的疼痛感就会减轻。

9.忌立即怀孕

产后如果感觉良好可以在4～6周恢复性生活，但是，剖宫产的产妇不适合立即怀孕。所以在产后如果要进行性生活一定要做好避孕措施。

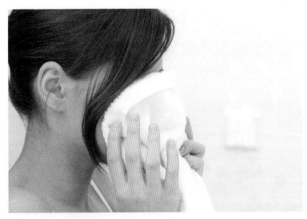

↑ 剖宫产术后的伤口最怕碰到水，因此产妇最好以擦浴的方式来进行清洁，千万不可泡澡。

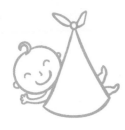

产后可能引发的疾病

由于分娩的疲劳造成抵抗力急遽下降，细菌感染的危险也随之变大。以下将对产后可能引发的几种疾病及其处理方法加以介绍。

子宫复原不全

怀孕中变大的子宫在分娩后没能正常收缩的情况称为子宫复旧不全。一般子宫在产后10天左右可大致收缩到原来的状态，到4~6周的时候就能完全康复。但是产后仍感觉子宫很大并继续排泄带有血的恶露的时候，可能就是患上了子宫复旧不全。

子宫复旧不全的原因有：卵膜和胎盘的一部分仍留在子宫内部、羊水提前破裂、怀双胞胎及排尿和排便不充分，导致膀胱和直肠里残留排泄物等。

子宫肌瘤也可能导致子宫复旧不全。在治疗时使用子宫收缩剂和止血剂，若担心出血过多感染细菌时可使用抗生素。

乳腺炎

如果乳房里面结成块状，乳房全部颜色变红并浮肿，可能就是患了乳腺炎。这是因为在喂完奶之后未把留在乳房里的奶水挤出，或由乳头的伤口感染细菌后所引起，要特别注意。

如果发炎情况严重，发烧会达到38~39℃，乳房变红浮肿，甚至从乳头流出脓。为了预防乳腺炎，应保持乳房清洁，在喂奶后把剩余的乳汁挤干净。当乳腺炎严重时会使用抗生素，这时应该暂时中断哺乳，否则宝宝可能会有不良的反应。

产褥热

胎儿通过产道时造成阴道及会阴部伤口感染发炎，或卵膜和胎盘剥离的子宫内部发生炎症感染细菌时，出现高温和发烧现象称为产褥热。产褥热一般在产后2~3天左右的时候出现，伴随恶寒症状，38~39℃的高烧将会持续7~10天。这时子宫收缩能力下降导致下腹部疼痛，并持续不断地排出带有恶臭味的恶露。产褥热是在分娩后因过于疲劳，身体的抵抗力低下、分娩时未做彻底消毒、产后不卫生的身体调理等原因造成的。

治疗产褥热时，最重要的是充分地休息和吃一些高营养的食物。另外，因高热出汗特别多，所以应充分地摄取水分。如果高热持续不减退时应接受医生治疗并服用抗生素、消炎药、退烧药等。

怀孕高血压后遗症

大部分的怀孕高血压疾病在产后都能自然痊愈，但产后1个月尿液中的蛋白质含量仍居高不下或高血压症状仍继续，就应考虑是否为怀孕高血压疾病后遗症。

怀孕高血压疾病后遗症没有明显症状，很容易被忽视，如果不及时治疗而任其发展，很容易在下一次怀孕时罹患严重的怀孕高血压疾病。因此，在产后1个月进行健康检查时，如果诊断患有后遗症，就应当接受治疗。

胎盘残留

胎盘一般是在胎儿通过产道之后的20～30分钟内排出体外，这时胎盘未能全部排出，一部分仍留存在子宫内部的现象称为胎盘残留。大部分情况，留在子宫内的是很难发现非常细微的胎盘碎片，但这些碎片会使产妇的子宫难以复原。

出现胎盘残留时，即使过了产后第10天，仍可能出现恶露或出血持续不止等异常症状。这时，可以使用子宫收缩剂促使剩余的胎盘排出，还可以利用器械实施清除残留物的手术。

会阴疼痛

分娩时在切开的会阴部伤口发生持续性的疼痛和抽痛称为会阴痛。会阴切开部位在分娩后缝合，术后4～5天拆线，对大部分人而言，疼痛在分娩后1周左右就会消失。

为了减轻会阴痛，每天应进行2次左右的泡盆疗法，应该注意经常更换护垫，排便后仔细清洗阴部，防止细菌的侵入。

产后尿失禁

尿失禁是由于分娩而导致膀胱下垂所表现出的典型产后症状。产后尿失禁是因肛门和尿道周围的括约肌的收缩力弱或婴儿过大而引起，难产的产妇会经常表现出这种症状。

尿失禁的症状在打喷嚏、大笑，或做轻微运动的时候就会表现出来，这时尿液会一点点地流出，必须采取治疗。治疗方法中，比较理想的就是做凯格尔体操收缩阴道肌肉。

耻骨疼痛

耻骨从怀孕初期开始就慢慢变松，当开始分娩的时候就张开很大。如果在分娩过程中因强烈的腰部压迫，肌肉出现异常或骨盆的一部分变松，那么在产后腰部和腹部的疼痛还会持续。

产后疼痛大概会持续2～3个月，但在适当的产后调理下和日常生活中会自然痊愈。最好佩戴腹带，避免剧烈的动作和勉强地移动。但是，如果产后3个月疼痛仍没减轻，就应该接受专科医生的诊断和检查。

膀胱炎

在分娩时，胎儿的头部和产妇的骨盆之间的膀胱遭到过于强烈的压迫，迫使膀胱张开，这样小便会留在膀胱内不容易排出，膀胱里的细菌增多，容易导致膀胱炎。

罹患膀胱炎，小便次数会明显增多，排尿后仍有尿意，并伴有疼痛和发烧现象，尿液的颜色会变为浑浊的白色或黄色。为了预防应随时保持清洁，不要憋尿。

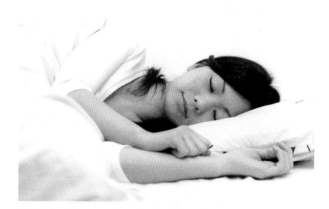

↑ 产后有任何不适，应立即就医咨询。

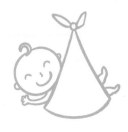

产后的检查及家庭护理

产褥期间母体的身体变化很大，为了保障新手妈妈和宝宝的身体健康，做好产褥期的护理和保健是非常重要的。

产褥期的检查

分娩后1周内需到妇产科检查子宫收缩情况；伤口有无渗血、血肿及感染情况；了解一般的情况、精神、睡眠、饮食以及大小便等。

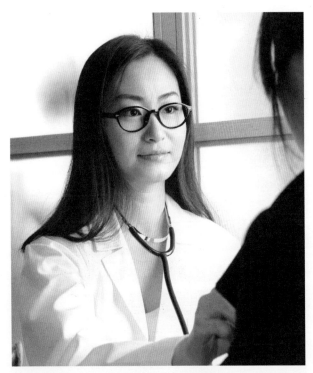

● 产后第1次的检查很重要，不可忽略。

产褥期的护理及卫生指导

产褥期间母体容易发生感染和其他病理情况，做好产褥期的护理和保健是非常重要的。

1.外阴的清洁卫生

每日应冲洗外阴。使用产褥垫，保持会阴部清洁，预防感染。如伤口肿胀疼痛，可用75%的乙醇液纱布湿敷，还可用0.01%~0.02%碘酒坐浴。

2.注意个人卫生

每天用温热水漱口、刷牙、洗脚。一般产后1周可以洗澡、洗头，但必须坚持擦浴，不能洗盆浴，以免洗澡用过的脏水灌入生殖道而引起感染。6周后可以洗淋浴。

3.指导乳房护理及喂养

注意吸吮及喂养姿势是否正确，一般哺乳姿势应是母亲和婴儿体位都舒适，母亲的身体与婴儿身体相贴近，母亲的脸应与婴儿脸相对，看着婴儿吃奶，预防婴儿脸部受压。开始哺乳前，用乳头刺激婴儿脸颊部，当婴儿张大口的一瞬间，母亲将乳头和部分乳晕放入婴儿口内，这样婴儿可大口吸进乳汁，促进乳汁分泌。

4.产后回诊

产后42天内应到门诊回诊，回诊包括全身、盆腔器官及哺乳情况等。

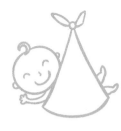

产后避孕法

产后的6个月之内，产妇的激素分泌还不稳定，子宫还没完全恢复，所以最好要避孕，不要太快再次怀孕。以下提供几种产后的避孕方法。

避孕套

避孕套通常是男性避孕的时候使用的工具。避孕套因其使用简便、价格低廉，还有预防感染等作用，所以被广泛使用。如果正确遵守使用方法，其避孕效果相当良好。特别是在产后的6个月之内，产妇的激素分泌还不稳定，子宫还没完全恢复，所以伴侣使用避孕套比较好。但是必须遵守避孕套的使用原则。

口服避孕药

口服避孕药以雌性激素为主要原料，它在通过抑制排卵、维持子宫颈部黏液浓度防止精子通过的同时，还会降低输卵管肌肉的蠕动能力、抑制子宫内膜的增生，以此防止受精卵着床。服用方法是每天服用一粒，21天后停服7天，然后再开始服用，如果每天都在服用，避孕效果也很良好。但是，由于口服避孕药会减少乳汁的分泌，所以不适合母乳喂养中的产妇。有的口服避孕药还可能引发食欲不振和乳房疼痛等症状，所以应慎重选择。

子宫内避孕器

将缠有铜丝的小器具放入女性的子宫里面，防止受精卵着床的一种避孕方法。其优点是避孕效率高，可以长时间使用，但因为要放置在子宫内部，所以主要供有分娩经历的女性使用，在放置前还要向妇产科医生咨询后才能实施。若使用子宫内节育器，那么可能在月经末期会持续少量出血或白带增多，而这种出血有可能跟月经一起排出体外，应定期进行检查。

节育手术

节育手术是指今后不再打算怀孕时实施的手术，包括输卵管结扎手术和输精管结扎手术。输精管结扎手术是指切除担任精子运输任务的输精管，输卵管结扎手术是结扎作为卵子出入通道的输卵管，阻止受精的避孕方法。此方法的避孕成功率很高，但在实施节育手术后想要再次怀孕时，必须经过复原手术，所以应慎重考虑。

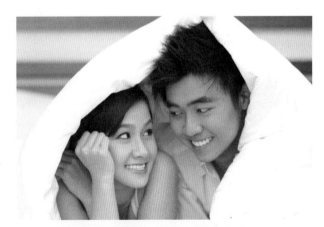

⬆ 产后6个月内夫妻的性生活，最好要避孕。

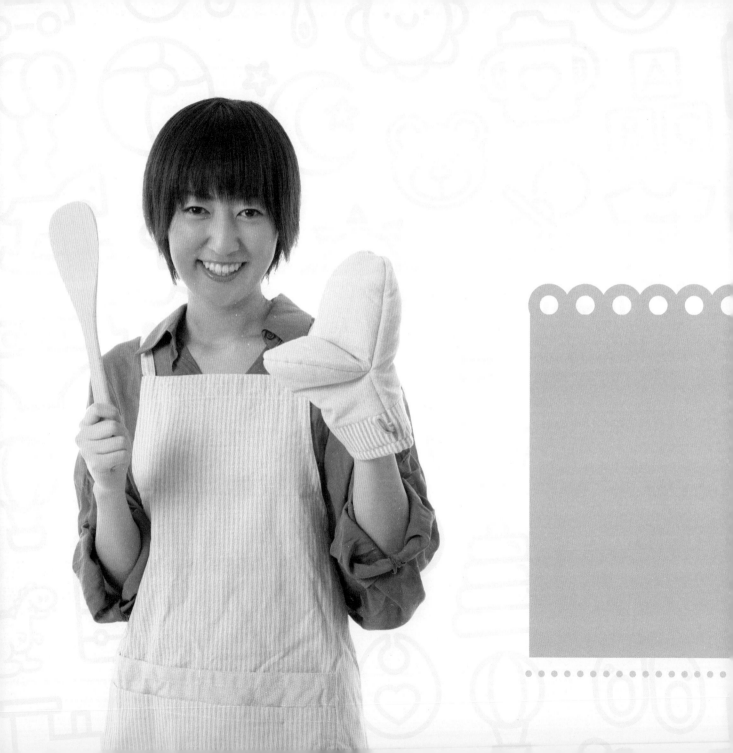

Part 4
吃对月子餐，拥有好体质

分娩时的创伤、出血和频繁的子宫收缩，以及临产时竭尽全力的使劲，让产妇热量消耗很大，身体变得异常虚弱。如果产后不能及时补充足够的高品质营养，就会影响产妇的身体健康。同时，生产后还要承担起给新生儿哺乳的重任，产妇的营养状况会直接影响到宝宝的发育和成长，因此，必须重视产后的营养补充。本章特别介绍产后各周的饮食重点及推荐食谱，并设计发乳和催乳的食谱，还有缓解各种产后不适的对症调养食谱，照顾产后妈妈全方面的饮食调理需求。

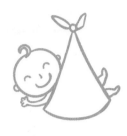

产后的饮食调养

产后身体虚弱，必须靠适当的饮食补充营养，且产妇营养状况会直接影响到孩子的发育、成长，因此，必须对产后的营养予以足够的重视。

分娩时的创伤、出血和频繁的子宫收缩，以及临产时竭尽全力的用劲，使产妇热量消耗很大，身体变得异常虚弱。如果产后不能及时地补充足够的高品质营养，就会影响产妇的身体健康。同时，还要承担起给新生儿哺乳的重任。产妇营养状况会直接影响到孩子的发育、成长。因此，必须对产后的营养予以足够的重视。

忌吃刺激性食物，多喝牛奶

为了恢复体力和准备授乳、育儿，产妇应尽量趁早实行正常饮食，多吃营养价值高的食物。虽然每个人的情况不相同，但作为标准，以比怀孕前的饮食量增加30％左右为佳。不过要注意不可大量地摄取糖类，否则不仅容易发胖，而且会影响食欲，减少饭量，有时还会造成营养不良。产后要忌吃刺激性强的食物，如辣椒等。最好每日习惯喝250毫升牛奶，这样既可使身体快速恢复，还可以增加奶水量，使宝宝吃饱、吃好，也能使产妇的皮肤细致、光滑，增加魅力。

食物种类丰富多样化

产后必须按时吃饭，每日应安排5餐。可参照妊娠期间的食谱，但要增加主食量，以满足身体恢复的需要。

食物种类要尽量丰富，经常变换菜色，使产妇觉得舒心、可口。

❶ 饭菜尽可能做到细、软一些，这样易于消化。

❷ 产妇应多食骨头汤、牛肉汤、羊肉汤等含钙较多的食物，还应多吃利于乳汁分泌的食物，如鲈鱼汤、猪蹄汤、豆汤等。

❸ 要多食新鲜蔬菜以及蛋、肉类食物，这些食物内含有大量蛋白质、脂肪、维生素等，可以补充产后和哺乳期间身体的需要。

如果产妇是在夏日生产，可能会因为天气太过于炎热，而不想喝热汤，甚至想要吃冰凉的食物。切记月子期间不可吃过于冰凉的饮食，质性过寒的食材也要避免，才不会在月子期间落下病根。

产后的饮食，因地域不同习惯也有所区别。但要求有足够的蛋白质、维生素和矿物质，以满足产妇身体恢复以及哺乳婴儿的需要却是相同的。产妇在饮食上切忌挑剔，应力求多样化。

不可单一摄取食物

有些产妇在"坐月子"期间只吃鸡蛋，或一天吃7~8个，甚至十多个鸡蛋，这是不恰当的，会影响食欲或引起消化不良。要达到平衡营养的目的，就不能单一摄取一种食物。单一的食物营养并不全面，因此不能满足产妇的营养需要。

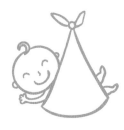

产后饮食的重要性

在产褥期，饮食调理是不能忽视的，由于孕妇生产需要耗费很大的体力，因此产后需好好地补充营养，并充分地休息，才能让身体快速复原到健康状态。

补充足够的营养

此时新手妈妈处于调节自己的身体、提高身体免疫力的阶段，同时还要将体内的营养通过乳汁输送给宝宝，因此需要比怀孕时还多的营养，如果营养不足，很有可能会影响宝宝的生长发育。

新手妈妈必须加强饮食调养，多吃一些营养丰富的食物，妥善安排膳食，补充充分的营养素，如高热能、高蛋白质、高维生素等，在妈妈补充营养的同时，也能让喝母乳的宝宝获得更均衡的营养。

有利于身体早日康复

十月怀胎，分娩却只在一朝。作为产妇，不仅要忍受生产过程中的痛苦，还要承担体力上的巨大消耗，因此民间有"产后百节空"的说法。

尽快恢复健康是很重要的，但这也是循序渐进的，不仅要补充足够的营养，还要根据消耗元气的程度、类型及不同的季节，适当地进行饮食调养，比如气虚则补气，血虚就补血。

防治产后病

食疗既可补充妈妈和宝宝所需的各种营养，提高免疫力，增强抗病能力，预防疾病的发生，还可以防治各种产后病症，而且没有药物的不良影响。

促进宝宝的生长发育

妥善的饮食调养，不仅对新手妈妈自身的健康有益，而且还有利于宝宝的生长发育。尤其是要哺乳的新手妈妈，营养状况明显地影响着宝宝的成长。如果新手妈妈的膳食营养品质很差，蛋白质、脂肪、维生素等含量低于供给量标准，使得乳汁成分变差，就不能满足婴儿的生长需要。

孕期患有疾病的产妇的饮食注意事项

孕期患有贫血的产妇，分娩后症状往往会加重，此时应注意多摄取含铁量高的食物，也可适当地吃些补品。如果缺乏铁，会使产妇提早衰老。

孕期患有妊娠高血压综合征的产妇，产后要尽量控制盐分的摄取，使血压尽量地恢复正常，使浮肿和蛋白尿现象尽快得到改善。

Tips

均衡饮食是不二法则

坐月子期间并不是只要吃肉、多喝汤，就能补充足够的营养，应该均衡摄取各种营养素，才能让妈妈、宝宝都健康。

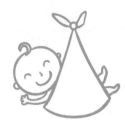

产后饮食禁忌

坐月子期间的饮食，除了要均衡之外，还有一些特别的禁忌以及错误观念要纠正，产后妈妈一定要知道，并小心避免。

产后错误的饮食观念

关于坐月子期间的饮食，坊间有许多错误的说法和观念，以讹传讹之下，让大家信以为真。以下针对几个较常见的月子饮食错误认知，一一作详细的解说，让产后妈妈不再被误导。

1.饮食愈淡愈好

产妇产后的前几天，饭菜内不要放盐。事实上，这样做只会适得其反，其实吃一些盐对产妇是有益处的。由于产后排出大量的汗水，乳腺分泌旺盛，产妇体内容易缺水和盐，因此应适量补充。

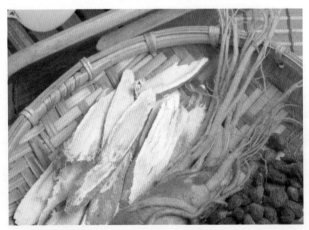

⬆ 产后的饮食调养十分重要，千万不要误信不可靠的传言或错误观念而随意进补。

2.多吃鸡蛋

鸡蛋的营养丰富，也容易消化，适合产妇食用，但并不是吃得愈多就愈好。有些产妇吃太多，不但吸收不了，还会影响对其他食物的摄取，因此一般产后每天吃一两个鸡蛋就够了。

3.忌口

不让产妇吃如牛肉、羊肉、鱼、虾类和其他腥膻之物，只吃一两样食物。其实，产后需要充足而丰富的营养素，主副食都应该多样化，仅吃一两样食物不能满足产妇身体的需要，也不利于乳腺分泌乳汁。

4.只吃母鸡不吃公鸡

分娩后体内的雌、孕激素降低，有利于乳汁形成。母鸡的卵巢和鸡蛋衣中却含有一定量的雌激素，会减弱催乳素的功效，从而影响乳汁分泌。而公鸡的睾丸中含有雄激素，可以对抗雌激素。如果把公鸡清炖并连同睾丸一起吃，会促使乳汁分泌。而且，公鸡的脂肪较少，产妇吃了比较不容易发胖，有助于哺乳期保持较好的身材，也不容易发生腹泻。

5.只喝汤，不吃肉

产褥期应该常喝一些鸡汤、排骨汤、鱼汤和猪蹄汤，以利于分泌乳汁，但同时也要吃一些肉类，肉比汤的营养要丰富。

产后饮食5大忌

1.产后忌滋补过量

分娩后为了补充营养和保证充足的奶水，一般都重视产后的饮食滋补，滋补过量容易导致肥胖。此外，营养过于丰盛必然会使奶水中的脂肪含量增多，即使婴儿胃肠能够吸收也易造成肥胖，或易罹患扁平足等疾病；若婴儿消化能力较差，不能充分吸收，就会出现腹泻症状，造成营养不良。

2.产后忌马上节食

哺乳的产妇不可节食，产后所增加的体重，主要为水分和脂肪，如果要哺乳，这些脂肪根本就不够。产妇还要多吃一些钙质丰富的食物，每天最少要吸收12千焦左右的热量。

3.产妇忌长期喝红糖水

红糖既能补血，又能供应热量，是很好的补益佳品，但长期喝会对子宫的复原不利。因为产后恶露逐渐减少，子宫收缩也逐渐恢复正常，如果长期喝红糖水，红糖的活血作用会使恶露的血量增多。

4.产后忌喝高脂肪的浓汤

因为脂肪过量易影响食欲、体型。高脂肪也会增加乳汁的脂肪含量，使新生儿无法吸收而引起腹泻。因此，产妇宜喝些有营养的补汤，如鱼汤、蔬菜汤等，以满足对各种营养素的需求。

5.产后忌吃辛辣温燥食物

因为辛辣燥热的食物容易使产妇上火，出现口舌生疮、大便秘结或痔疮等症状，通过乳汁会使婴儿内热加重，因此饮食宜清淡。

产褥期忌吃的食物

1.辣椒

产妇忌食辛辣燥热及油炸之物，如辣椒、胡椒、茴香、韭菜、大蒜、酒类以及煎炸、烧烤之食物，其助内热，使产妇上火，加重口干、便秘或痔疮发作。

2.咸鱼、腊肉

处于产褥期的女性由于身体康复的需要，要尽量吃清淡有营养的食物，过多的盐分会导致身体浮肿，不利于产妇的康复，因此应忌吃咸鱼、腊肉等过咸食物。

3.咖啡

咖啡中含有咖啡因，常喝会造成人体失眠、兴奋、感觉迟钝、颤抖、呼吸急促等副作用，因此对产褥期需要大量休息的产妇来说，不能常饮咖啡。

4.浓茶

茶水中含有鞣酸，它会与食物中的铁相结合，影响肠道对铁的吸收，导致产妇发生贫血。而且，茶水浓度愈高，鞣酸含量就愈高，对肠道吸收铁的影响也愈大。

5.西瓜

西瓜性大寒，容易使人肠胃受损，进而影响消化吸收。产妇如果在恢复期食用西瓜，不仅难以吸收营养，而且也会因此影响乳汁的品质，使婴儿营养不良。

6.生冷食物

寒凉食物易损伤脾胃，影响消化功能，并易致淤血滞留，会引起产后腹痛、产后恶露不绝等。

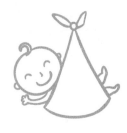

产后第1周饮食最重要

产后1周内，妈妈的身体还很虚弱，因此在饮食方面要特别注意，除了补充均衡的营养之外，也要考虑到食材的使用是否恰当。

调理好产妇第1周的饮食

分娩使产妇体力耗尽，筋疲力尽的产妇需要充分地休息、调养。分娩当天的营养补充应进食具有补养和恢复体力的食物，如黑糖桂圆汤，可补气暖胃；黑糖姜汤，可益气、暖胃、助消化；酒酿，可祛寒、补充蛋白质、去恶露；黑糖红枣汤，可补气血。还可吃小米黑糖粥、蒸鸡蛋羹等流质食物。一般2～3小时吃一次饭，饿了就吃。多补充液体和水分有助于促进发奶。

产后第2天可在前一天的基础上，加稠加量和增加品项。例如粥类之外可加少量的面条，增加易咀嚼的绿叶菜、瓜果类菜，鲜嫩的肉类如鱼、虾肉，补充蛋白质及膳食纤维素，预防便秘。

在前两天饮食的基础上，产后第3天的用餐量可以逐渐增加，还可以多选用发奶的食物，如黑芝麻、花生及猪蹄等。

产后第4～5天时，由于产妇体质的恢复，再加上要哺喂新生儿，产妇若感到饥饿又不会胀气，可喝牛奶。恢复原来食量的产妇，可加食好咀嚼易消化的食物，如面条、小馄饨、小水饺、小豆包、花卷、包子、鱼片、猪肝等。

产后第6～7天，可在前几天的基础上加食软饭、肉末菜粥、小面疙瘩、炒菜等。最好是少量多餐，避免一次吃得太饱，而不易消化。

剖宫产术后的饮食要求

剖宫产比正常分娩对营养的要求更高。因为手术需要麻醉和开腹，因此，产后恢复也会比自然分娩者慢些。同时因手术刀口的疼痛，使食欲受到影响。手术后约24小时、肠胃功能恢复后开始进食（以肠道排气作为开始进食的标志）。

要注意术后几天按要求给产妇做饭菜。术后第1天应先给予流食，每天以稀粥、米粉、藕粉、果汁、鱼汤、肉汤等流质食物为主，分6～8次给予。忌用牛奶、豆浆、蔗糖等易胀气食物，最好喝萝卜汤，既能促进肠胃蠕动，又能促使排气、通便、减少腹胀。

在术后的第2天，应吃些稀、软、烂为主的半流质食物，如肉末、肝泥、鱼肉、蛋羹、软面、稀饭为主，每天吃4～5次，保证充足的摄取。如果个别产妇术后身体不适，又无食欲者，可多吃一两天半流质，再改为一般产妇饮食。

术后第3天根据情况可改为一般产妇饮食。每天应摄取足够的热量，注意补充蛋白质、各种维生素和微量元素。可选用主食350～400克，牛奶250～500毫升，肉类150～200克，鸡蛋适量，蔬菜、水果500～1000克，植物油30毫升左右。此吃法能够有效保证母乳妈妈和婴儿都摄取充足的营养。4天以后，可逐渐吃普通饭菜，2周内仍要避免食用含有酒精或是芝麻油的食物。

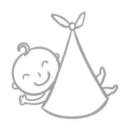

产后第1周月子菜单

产后第1周，妈妈身体的疼痛感渐渐消失，并且开始分泌母乳。除了妈妈本身需要充足的营养以恢复体力外，母乳喂养的妈妈更要注意补充均衡的饮食。

产后第1周产妇的身体变化

① 从分娩后第3天开始，阵痛得到纾解。

② 缝合会阴部的疼痛持续1周之后，慢慢消失。

③ 红色的恶露渐渐变为褐色，量也慢慢减少。

④ 从分娩后第1天开始分泌母乳。

⑤ 分娩1周之后，子宫缩小。

产后第1周的健康管理

1.充分休息，注重营养

产后1周内，需要充分休息和静养以消除分娩造成的疲劳，应当特别注意营养，这对身体恢复和哺乳至关重要。保持均衡营养，有利于身体恢复。坚硬的食物有可能损伤牙齿，应当吃一些柔软、易于消化的食物。

2.观察恶露的量和颜色

恶露是指分娩前后子宫内的血液、分泌物、黏液等的混合物。可以根据恶露量和颜色检查产妇的身体恢复情况。分娩当天和第2天量特别多，需用吸水能力强的卫生护垫，之后恶露量会逐渐减少，分娩1周后，恶露量与月经量差不多。恶露的颜色到产后第3天还是呈现红色，但之后慢慢变为褐色，再由褐变黄，到最后渐渐变成白色的分泌物。排出恶露之后，产妇应当仔细擦拭外阴部以预防细菌感染。

产后第1周宝宝的照顾

产后第1天，婴儿几乎整天都在沉睡。直到出生第2天，排出黑绿色胎便，到第4~5天开始，胎便逐渐变为黄色。每天排尿次数6~10次，次数多但量少。从出生到1周之内体重有所减少，但1周之后会慢慢增加。

1.根据宝宝的生活节奏来调整休息时间

此时对产妇来说，最重要的事情就是给宝宝哺乳和换尿布。产妇每隔2~3小时要给宝宝哺乳和更换尿布，有时需要凌晨时喂奶或更换尿布，这会使产妇感到身心疲劳。因此，产后一个月内，产妇应根据宝宝的生活规律安排饮食起居。譬如，宝宝睡觉时产妇也睡觉或休息。

2.宝宝需要随时哺乳

在形成哺乳规律以前，婴儿啼哭或想吃奶时，不论何时都应该给婴儿哺乳。此时期，哺乳间隔次数以及喂奶量没有固定的规律，一般从分娩一个月后才会变得比较有规律。即使母乳分泌不足，也应持续哺乳，因为婴儿吮吸乳头时会促进母体的激素分泌，婴儿吮吸母乳的速度愈快，愈能促进母乳分泌，同时还能加快子宫康复速度。如果乳头受伤，应在哺乳前进行消毒，防止细菌感染婴儿。喂奶后必须挤出剩下的母乳以防乳腺堵塞。

适合：产后第 1 周妈妈

茯苓粥

材料 ·····················

白米 50 克
豆腐 50 克
红枣 10 颗
茯苓粉 15 克

调味 ·····················

冰糖 5 克

小常识

茯苓可利水渗湿、健脾安神，具有较强的利尿作用，还能预防新手妈妈罹患糖尿病。产后妈妈常有水肿及失眠的毛病，可以吃茯苓来改善症状。

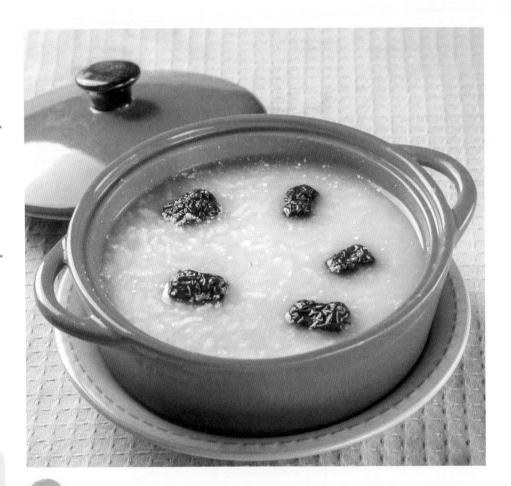

做法

1 白米洗净；红枣洗净，用水泡开；豆腐洗净，切丁。

2 内锅中放入白米、红枣和 500 毫升的水，外锅倒入 200 毫升水，按下开关，蒸至开关跳起，再焖 10 分钟，即为红枣白米粥。

3 热锅，倒入煮好的红枣白米粥，放入豆腐、冰糖，煮至冰糖溶化，再加入茯苓粉搅拌均匀即完成。

适合：产后第 1 周妈妈

杏仁粥

材料 · · · · · · · · · · · · · · · · · · ·

白米 50 克
杏仁 10 克

调味 · · · · · · · · · · · · · · · · · · ·

冰糖 5 克

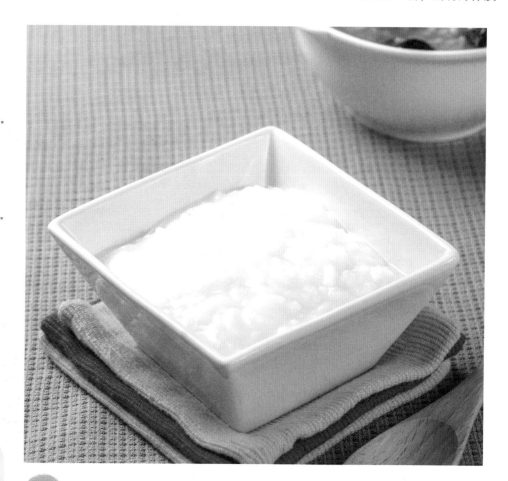

小常识

杏仁有南杏、北杏之分，南杏仁味甘，又称甜杏仁，在中医上的用途不大；北杏仁味苦，又称苦杏仁，具有止咳滑肠的疗效。

做法

1 白米洗净；杏仁洗净，放进干净的纱布袋中，备用。

2 热锅，放入白米和 500 毫升的水，以大火煮滚后，放入杏仁，转中火熬煮，待米煮熟且汁液成黏稠状时，加冰糖调味，煮至冰糖溶化。

3 将煮好的杏仁粥盛入碗中，再取出纱布袋中的杏仁，撒上杏仁即完成。

适合：产后第 1 周妈妈

牛奶粥

材料 · · · · · · · · · · · · · · ·

牛奶 400 毫升
水发大米 250 克

调味 · · · · · · · · · · · · · · ·

冰糖 1 小匙

小常识

牛奶具有补充钙质、增强免疫力、开发智力等功效，与大米一起煮粥，便于新妈妈产后吸收，还能为乳汁分泌提供丰富的营养物质，保证宝宝有充足的食物。

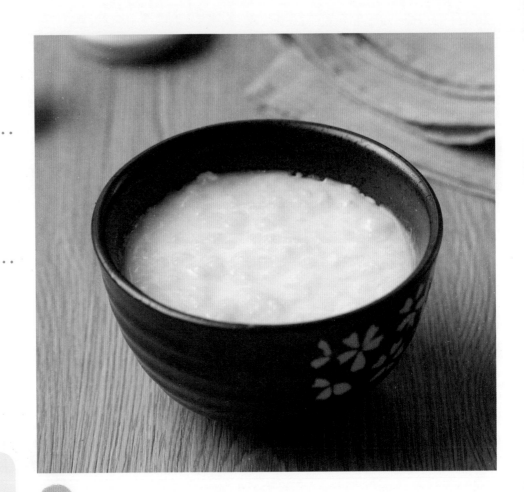

作法

1 砂锅中注入适量的清水大火烧热，倒入牛奶、大米，搅拌均匀。

2 盖上锅盖，大火烧开后转小火煮 30 分钟至熟软。

3 掀开锅盖，加冰糖调味，持续搅拌至冰糖溶化，将粥盛出装入碗中即可。

适合：产后第1周妈妈

豆腐菠菜玉米粥

材料

豆腐150克
菠菜100克
玉米碎80克

调味

盐1克
芝麻油适量

小常识

豆腐和菠菜都是容易熟的食材，可以在玉米碎煮熟后再入锅。

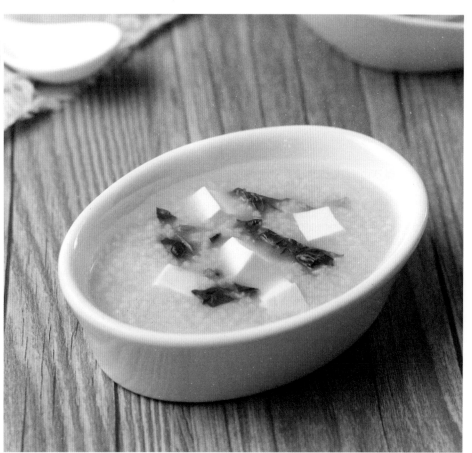

作法

1 菠菜切小段；豆腐切小块；锅中注水烧开，倒入豆腐，拌匀，略煮一会儿，去除豆腥味，捞出，沥干水分。

2 锅中放入菠菜段，拌匀，煮约半分钟，至其变软，捞出，沥干水分。

3 砂锅注水烧开，倒入玉米碎，拌匀，揭盖，倒入焯过水的豆腐、菠菜，拌匀，加少许盐，拌匀，略煮片刻。

4 淋入适量芝麻油，拌煮至食材入味，关火后盛出煮好的玉米粥即可。

适合：产后第 1 周妈妈

红枣薏仁百合汤

材料 . . . .

薏仁 80 克
红枣 10 颗
百合 15 克

调味 . . . .

白糖适量

小常识

红枣是天然的补血佳品，能预防贫血；薏仁清热利湿、利小便；百合具有镇静、催眠的作用。这3种食材都很适合产后体虚的妈妈食用。

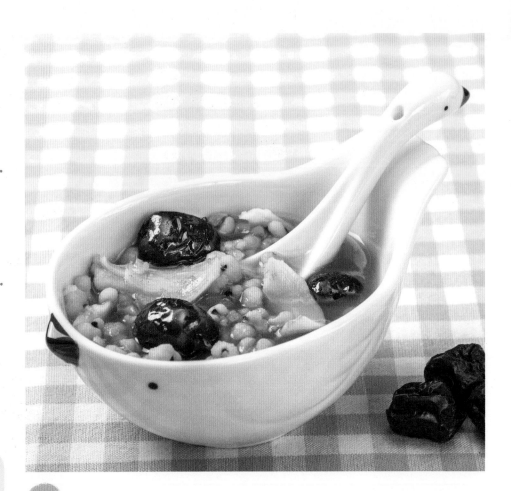

做法

1 将红枣与百合洗净，百合剥成片。
2 薏仁洗净后浸泡一晚，加入适量水，以大火煮滚后，加一点白糖调味，再转小火煮 1 小时。
3 将红枣、百合放入锅内，用大火煮滚后，转中火继续煮半小时即可。

扫一扫！

适合：产后第 1 周妈妈

芝麻糊

材料 · · · · · · · · · · · · · · · ·

黑芝麻 120 克
白米 120 克

调味 · · · · · · · · · · · · · · · ·

冰糖 150 克

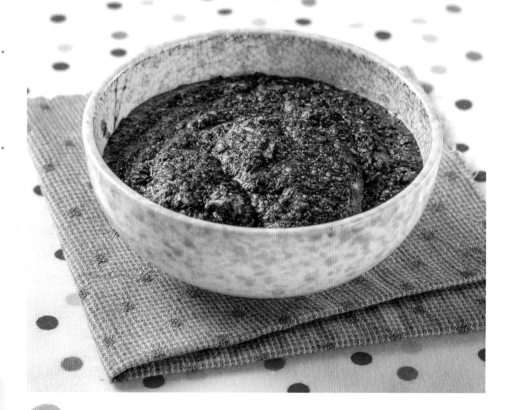

小常识

黑芝麻含有大量的脂肪、蛋白质、糖类、维生素A、维生素E和钙等营养元素，可以促进新陈代谢。产后妈妈可以多吃黑芝麻，补充营养。

做法

1 将黑芝麻炒香后泡水一天。
2 冰糖放入 1000 毫升的水中，加热煮至融化。
3 黑芝麻和白米放入果汁机中，加 500 毫升的水，打至无颗粒状。
4 将芝麻浆放入熬煮冰糖的锅中，转中小火边倒边搅拌，煮至芝麻糊变浓稠即可。

适合：产后第 1 周妈妈

百合鲜蔬
炒虾仁

材料 · · · · · · · · · · · · · · · ·

虾仁 100 克   胡萝卜 50 克
百合 10 克   荷兰豆 50 克
西芹 50 克   蒜末适量

调味 · · · · · · · · · · · · · · · ·

蛋白 5 克
米酒 2 毫升
生粉适量
盐适量
食用油适量

小常识

产后妈妈容易便秘，因此
要多多摄取含有纤维素的
食物。这一道菜清淡又含
有多种维生素、矿物质和
植物纤维，很适合产后妈
妈补充营养、调理肠胃。

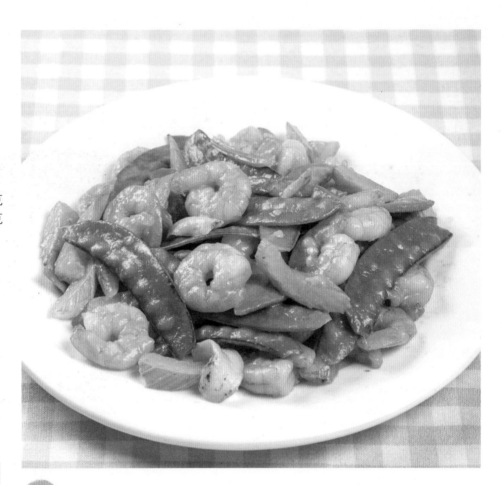

做法

1 虾仁洗净、去肠泥，加入蛋白、生粉、米酒、盐拌匀，腌
渍 10 分钟；西芹洗净，切斜刀片；胡萝卜洗净，切薄片；
百合洗净，剥成片状；荷兰豆洗净，去蒂头。生粉加适量
水调成水淀粉。

2 热油锅，爆香蒜末，放入西芹、荷兰豆、胡萝卜、虾仁拌
炒均匀，再加入少许水、盐和百合拌炒一下，起锅前以水
淀粉勾芡即完成。

扫一扫!

适合：产后第 1 周妈妈

生化汤

材料 · · · · · · · · · · · · · · ·

炙甘草 10 克　　桃仁 10 克
川芎 10 克　　　炮姜 10 克
当归 10 克

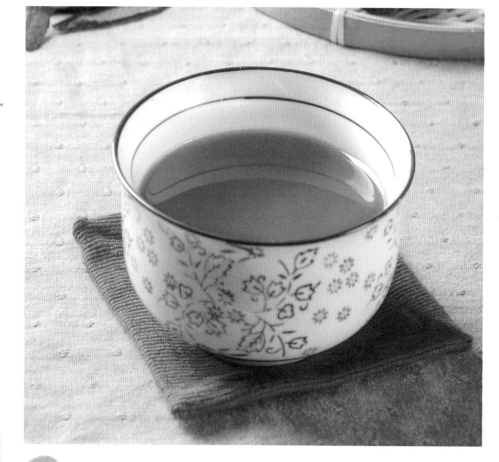

小常识

有促进子宫收缩、镇痉止痛、安神、预防感染、祛淤血等作用。生化汤应适量饮用，服用过多可能会延长出血恶露时间，造成失血、贫血。

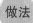 **做法**

1 所有药材放在流动的水下冲洗 5 分钟。

2 将药材用纱布袋包起来，放入砂锅中炼 2 次药汁。

3 第一次将 3 碗炼成 1 碗，第二次将 2 碗炼成 1 碗，再将熬好的 2 碗合成 1 碗来喝。

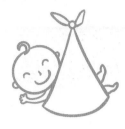

产后第2周月子菜单

产后第2周，妈妈的子宫慢慢恢复原状，母乳的分泌也较为稳定，但仍需注意饮食的均衡，让身体可以恢复得更快。

产后第2周产妇的身体变化

① 恶露颜色由褐色变成黄色奶油状。
② 母乳分泌变得更加顺畅。
③ 子宫继续缩小，恢复到分娩前的状态。

产后第2周的健康管理

1.尽量不要走动，安心静养

进入产后第2周，产妇的身体得到一些恢复，可以进行轻微的活动，但还是应尽量避免走动。产后第3周之前，最好将家务托付给其他人，产妇的主要任务是哺乳和照料婴儿。产妇睡眠时会分泌能够促进母乳分泌的激素，因此产妇应养成良好的睡眠习惯。当婴儿熟睡时也在旁休息或睡觉。

2.避免入水洗浴，只进行简单的淋浴

产后2周时，恶露减少，这时可以进行简单的淋浴。在此之前，不得入水洗浴，只能使用温热的湿毛巾擦拭脸、手、手臂、腿等部位。在产后1周内应避免将头浸在水中洗头，即使想洗头也只能使用湿毛巾轻轻地按摩头皮。产后2周时，手术部位大致愈合，产妇可以进行简单的淋浴，但淋浴时间不得超过5分钟。此外，淋浴之前，待水温下降至合适的温度以后再洗浴。一般情况下，产后4～6周开始可在家里的浴缸里洗浴。

3.暂时不能出门

一直躺在家里势必会感到郁闷。不过不能因此就早早地出门或逛街购物。即使感到神清气爽，但由于此时身体尚未完全恢复，所以应注意保养。如果在此时着凉，容易引发关节酸痛，更有可能因此而罹患四肢疼痛、感冒等疾病。此外，应当调整心态，做好心理准备，未来的1～2周仍将在家里度日，充分休息。

4.保持平静的心态，预防产后抑郁症

分娩以后，产妇会不由得感到焦虑和抑郁，甚至有时突然变得焦躁不安，无缘无故放声大哭，这就是所谓的产后抑郁症。引发产后抑郁症的主要原因是体内激素分泌的变化以及育儿给产妇造成的压力。大部分产妇都曾经有过这种症状，因此不必过于担心，所要做的就是努力保持平静。

产后第2周宝宝的照顾

哺乳前应对乳头进行消毒，持续按摩乳房，挤出喂奶后剩余的母乳，即使熟悉了哺乳，最好还是持续对乳房和乳头进行按摩，每日1～2次。由于乳头是婴儿直接接触的地方，所以应该特别注意保持乳头的清洁。在给婴儿哺乳前对乳头进行消毒，然后用毛巾擦干净。除此之外，哺乳后必须挤出剩余的母乳，这不仅有预防乳腺炎的作用，还能促进乳房分泌出新鲜的母乳。

适合：产后第2周妈妈

肉末蒸蛋

材料 · · · · · · · · · · · · ·

猪绞肉 50 克
鸡蛋 2 个
葱末适量

调味 · · · · · · · · · · · · ·

酱油适量
盐适量
水淀粉适量
食用油适量

小常识

鸡蛋和猪肉有助于生精养血、生肌健体，有补益脏腑、催乳作用。不过一天仍不宜吃太多的鸡蛋，尤其是蛋黄，可能会有胆固醇过高的风险。

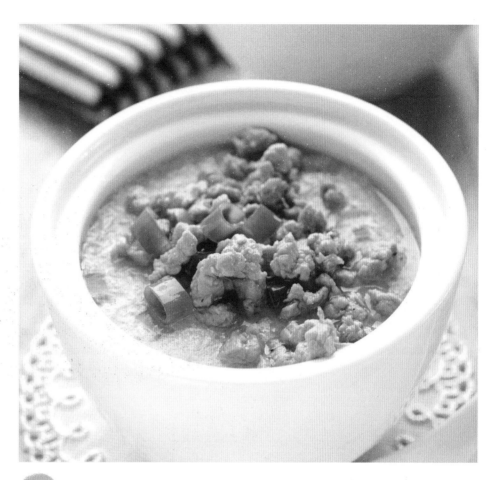

做法

1 将鸡蛋放入碗中搅拌，加盐及水淀粉拌匀，再用筛网过滤，放入锅中蒸熟。

2 热油锅，爆香葱末，放入猪绞肉炒香，再加酱油、盐、适量水，炒匀后用水淀粉勾芡，最后将其淋在蒸好的蛋上即可。

适合：产后第 2 周妈妈

核桃枸杞紫米粥

材料 . . . .

核桃仁 60 克
紫米 30 克
枸杞 10 克

调味 . . . .

黑糖适量

小常识

紫米含有较多的微量元素，对妇女产前、产后的滋补都很合适。紫米含丰富铁质，具有补血暖身的功效，对产后贫血的妈妈来说也是很好的补血品。

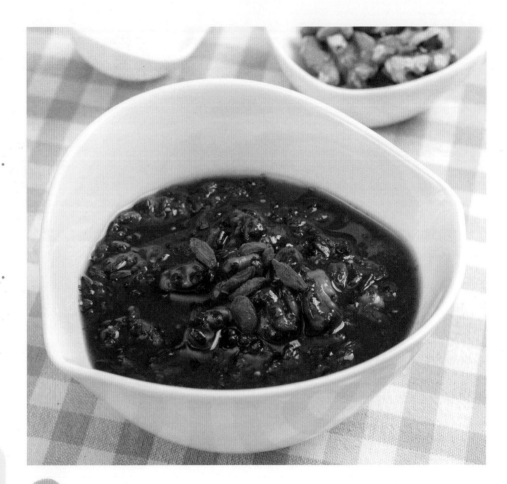

做法

1 将核桃仁、枸杞和紫米洗净，紫米泡水 1 ~ 2 小时。
2 全部食材放入锅中熬煮，加入适量的水，转中小火熬煮 40 分钟，最后加黑糖调味即可。

扫一扫！

适合：产后第 2 周妈妈

大虾粥

材料 ················

大虾 100 克
白米饭 150 克
葱花适量

调味 ················

米酒适量
生粉适量
盐适量
胡椒粉适量

小常识

虾富含钙质，具有补肾益气、强身健体的作用，可补充钙的需求。妈妈在产后要多补充钙质，才不会有骨质疏松、齿根松动等问题出现。

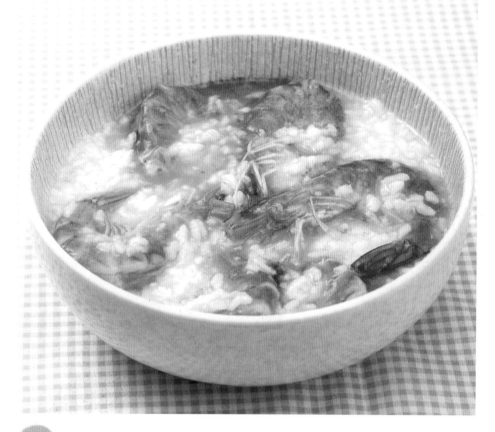

做法

1 大虾去壳、开背，挑出肠泥，放入碗中，加入生粉、米酒和盐，拌匀上浆。

2 白米饭放入适量开水中，熬煮成粥，再加盐和裹好浆的虾肉，煮滚后撒上葱花、胡椒粉即可。

适合：产后第 2 周妈妈

青木瓜
炖鱼

材料 · · · · · · · · · · · · · · · ·

青木瓜 150 克
鲈鱼 1 条

调味 · · · · · · · · · · · · · · · ·

盐适量

小常识

青木瓜营养丰富，是常见
的丰胸食物，有健胃、助
消化、滋补催奶的作用，
而且木瓜中的凝乳酶有通
乳作用，乳汁缺乏的妈妈
经常食用能增加乳汁。

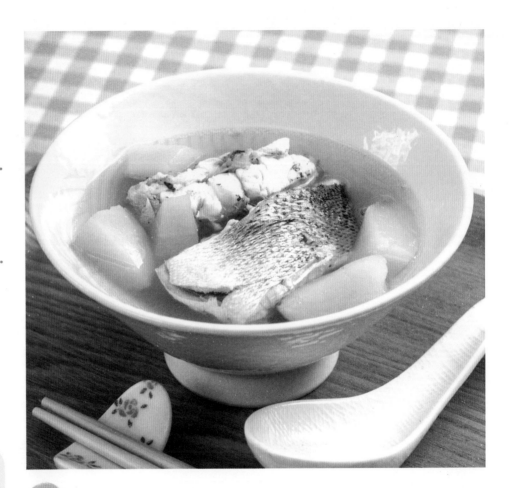

做法

1 将青木瓜洗净、去皮，切块；鲈鱼洗净，切块。
2 把青木瓜放入水中熬成汤，先转大火煮滚，再转小火炖煮半小时。
3 等青木瓜煮软，再将鲈鱼放入汤中一起煮熟，加盐调味即可起锅。

适合：产后第 2 周妈妈

干贝
冬瓜汤

材料 · · · · · · · · · · · · · · · ·

冬瓜 100 克
干贝 30 克
姜丝 10 克
鸡汤适量

调味 · · · · · · · · · · · · · · · ·

盐适量

小常识

传统的坐月子观念认为产后体虚，因此不让产妇吃偏寒性的冬瓜，而现代科学认为适当地吃冬瓜，对产妇有减肥和消肿的功效，还能提高奶水品质。

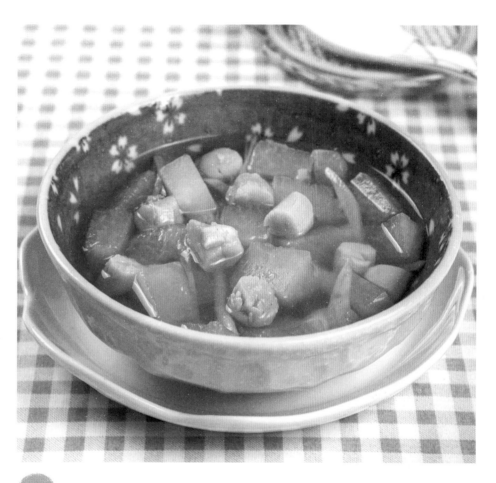

做法

1 将干贝洗净，倒入热水，盖上碗盖闷 30 分钟。

2 冬瓜洗净，去皮、去籽，切块。

3 鸡汤倒入锅内，加入冬瓜、姜丝和盐，盖上锅盖，焖煮至冬瓜熟烂，再将干贝和干贝汤汁倒入锅内，煮滚即可。

适合：产后第 2 周妈妈

糖醋排骨

材料 · · · · · · · · · ·

排骨 500 克
青椒 20 克
黄椒 20 克
白芝麻适量

调味 · · · · · · · · · ·

白糖 20 克　　番茄酱适量
醋 10 毫升　　酱油适量
米酒适量　　　生粉适量
食用油适量

小常识

酸甜可口的一道菜，除了含有多种维生素和矿物质、容易消化外，排骨所含的蛋白质也能补充产后妈妈的营养，更能预防产后抑郁。

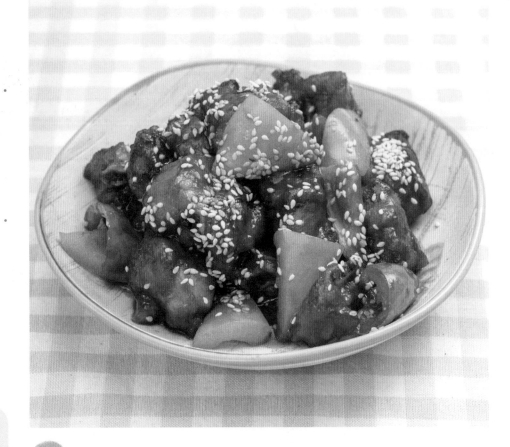

做法

1 排骨放入碗中，加入米酒和酱油拌匀后，再加入生粉腌渍一下；起油锅，将排骨炸至金黄色，捞出备用。

2 将黄椒及青椒洗净后切块。

3 将番茄酱、白糖、醋、酱油、适量水调成酱汁，再将酱汁倒入锅中，放入排骨、青椒和黄椒，拌炒均匀。

4 盛盘后，再撒上白芝麻即可。

扫一扫！

适合：产后第 2 周妈妈

黑豆蜜茶

材料 ······················

黑豆 50 克

调味 ······················

蜂蜜适量

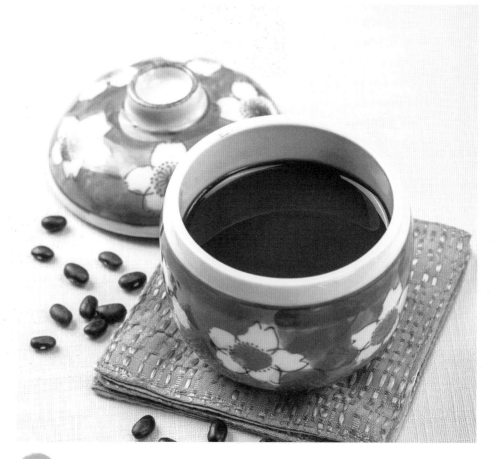

小常识

黑豆营养丰富又好吃，产妇多吃黑豆，可以增进食欲、促进肠胃消化，减轻身体水肿的现象，补充蛋白质、增强抵抗力，好处多多。

做法

1 将黑豆泡水静置一晚备用。

2 将黑豆放入锅中，加适量蜂蜜和水煮至沸腾，约煮 45 分钟，待颜色变深，关火并滤掉豆渣，冷却后放入冰箱冷藏即可。

莲藕西蓝花菜饭

材料 ·················

去皮莲藕 80 克
水发大米 150 克
西蓝花 70 克

调味 ·················

盐适量

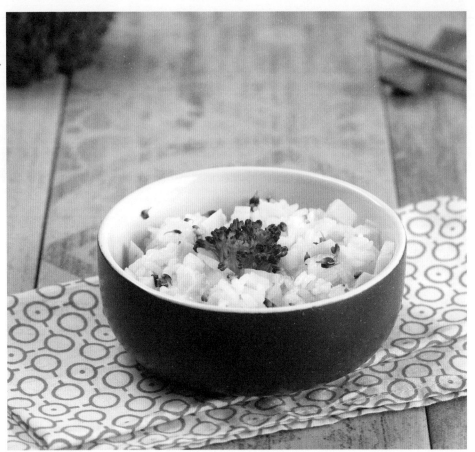

小常识

西蓝花营养丰富，对脾胃功能有益；莲藕富含维生素C 和膳食纤维，是可增强免疫力的健康食品，将两者煮成饭，可清理肠道，促进排便。

作法

1 洗净去皮的莲藕切丁，洗净的西蓝花切小块，待用。

2 热锅中倒入莲藕丁，翻炒数下，放入泡好的大米，翻炒 2 分钟至大米水分收干，注入适量清水，搅匀。

3 加盖，用大火煮开后转小火闷 30 分钟至食材熟透；揭盖，倒入西蓝花，加盐搅匀，加盖，续闷至食材熟软、水分收干。

4 关火后盛出焖好的莲藕西蓝花菜饭，装碗即可。

适合：产后第 2 周妈妈

猪肝鸡蛋羹

材料 · · · · · · · · · · · · · · · ·

猪肝 90 克
鸡蛋 2 个
葱花 4 克

调味 · · · · · · · · · · · · · · · ·

盐 2 克
鸡粉 2 克
料酒 10 毫升
芝麻油适量

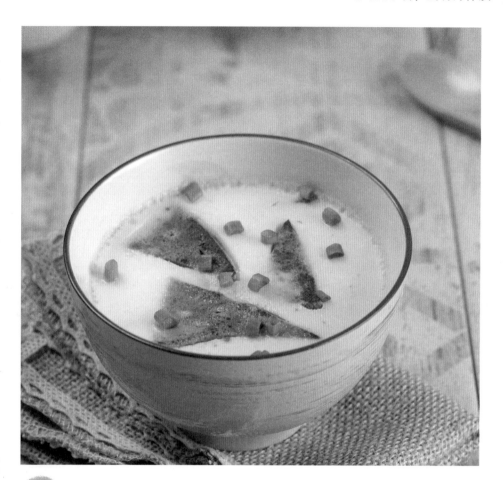

小常识

猪肝含有的铁和磷，是造血不可缺少的原料，对新妈妈产后补血作用明显，与鸡蛋同食，可增强体质、益气补虚，特别适合产后身体虚弱的人食用。

作法

1 洗净的猪肝切片；锅中注水烧开，倒入切好的猪肝片，焯约 30 秒至去除血水和脏污，捞出，沥干水分，装盘待用。

2 取空碗，倒入适量清水，加入盐、鸡粉、料酒，搅拌均匀，打入鸡蛋，搅拌均匀成蛋液。

3 取干净的盘子，将焯好的猪肝铺均，倒入搅匀的蛋液，封上保鲜膜。

4 电蒸锅烧热，放入食材，加盖，蒸 10 分钟至熟，揭盖，取出蒸好的猪肝鸡蛋羹，撕去保鲜膜，淋入芝麻油，撒上葱花即可。

适合：产后第 2 周妈妈

猪血山药汤

材料

猪血 270 克
山药 70 克
葱花少许

调味

盐 2 克
胡椒粉少许

小常识

猪血中的铁很容易被产妇吸收，产后新妈妈搭配山药食用有利于体内毒素排出，还又补血和增强免疫力等功效，并且有一定的美容功效。

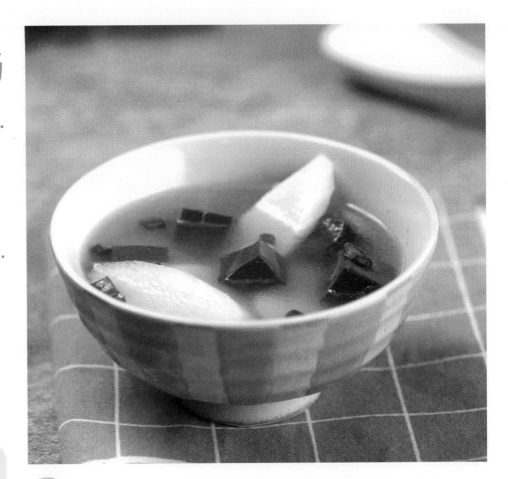

作法

1 洗净去皮的山药切厚片；洗好的猪血切开，改切小块，备用。

2 锅中注入清水烧热，倒入猪血，拌匀，氽去污渍，捞出，沥干水分。

3 另起锅，注入清水烧开，倒入猪血、山药，盖上盖，烧开后用中小火煮约 10 分钟至食材熟透。

4 揭开盖，加入盐拌匀，取一个汤碗，撒入少许胡椒粉，盛入锅中的汤料，点缀上葱花即可。

适合：产后第 2 周妈妈

冬瓜鲜菇鸡汤

材料

水发香菇 30 克
冬瓜块 80 克
鸡肉块 50 克
瘦肉块 40 克
高汤适量

调味

盐 2 克

小常识

冬瓜可促进产后毒素排出，对新妈妈产后排尿也有帮助；香菇有增强免疫力的功效，与鸡肉和瘦肉等搭配，还能为新妈妈补充蛋白质等营养物质。

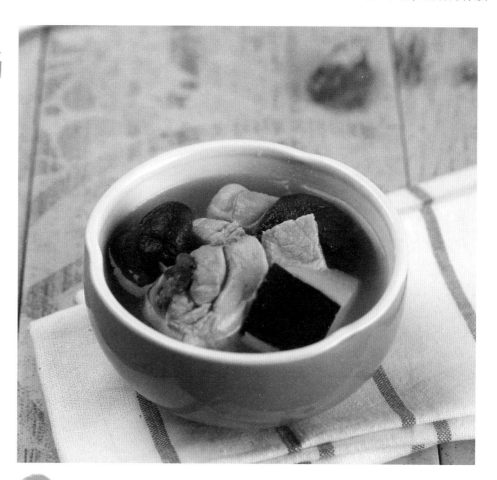

作法

1 锅中注入适量清水烧开，倒入洗净的鸡肉和瘦肉，搅散，汆去血水，捞出，沥干水分，过一次凉水，备用。

2 锅中注入高汤烧开，倒入汆过水的食材，放入冬瓜、香菇，稍微搅拌片刻，盖上锅盖，用大火煮 15 分钟后转中火煮至食材熟软。

3 揭开锅盖，加入少许盐调味，搅拌均匀至食材入味，盛出煮好的汤料，装入碗中，待稍微放凉即可食用。

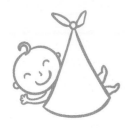

产后第3周月子菜单

产后第3周，妈妈分娩的伤口已经愈合得差不多了，恶露也消失，在饮食方面比较没有太多的禁忌，但仍要以清淡为主。

产后第3周产妇的身体变化

❶ 黄色的恶露大致消失。

❷ 分娩时留下的产道伤口几乎愈合。

❸ 阴道和会阴的浮肿大致消退。

产后第3周的健康管理

1.充分休息，同时尝试做简单的家务

产后3周，身体大部分已经恢复，对给婴儿洗澡和喂奶等也比较熟悉。但是不能因为身体的恢复，便开始从事繁重的劳动。应避免特别长时间地站着或集中料理家务，这会使身体过于劳累，拖延产后的身体恢复速度。深夜帮婴儿哺乳而导致睡眠不足时，最好在白天婴儿情绪稳定时躺在旁边睡1~2个小时。

2.保持营养均衡

注意对铁质的摄取，产后调理时多将裙带菜汤和米饭作为主要食物。虽然这两种食物对产后恢复有好处，但也应多费些心思，结合其他一些食物补养身体。最好制订特别的食谱，全面补充营养。

分娩以后，骨骼和牙齿弱化，头发脱落严重。最好多准备和食用一些鱼、牛奶、乳酪之类富含钙和铁的食物。此外，还应准备富含蛋白质、水分的食谱以促进母乳分泌。

3.积极做产褥体操和凯格尔体操

分娩后常常因尿失禁而苦恼。尿失禁容易发生在分娩迟延或婴儿较大的情况下。如果在产褥期持续做锻炼括约肌的凯格尔体操，可以预防尿失禁。凯格尔体操是针对产后妇女康复所设计的一种"骨盆底肌肉收缩运动"，主要是放松全身，然后集中全身的力量收紧肛门和阴道的肌肉。每天抽出时间做产褥体操，不仅对身体恢复有帮助，还能预防一些产后并发症。

4.剖宫产的产妇，应注意预防子宫内膜炎

剖宫产除了比自然分娩的住院时间长一些之外，其他并没什么太大分别。但是，如果进行剖宫产，感染子宫内膜炎的概率很高，所以在身体没有完全恢复之前应多加小心。到产后3周左右，大部分恶露都应该停止排出，如果这时恶露尚未停止，而且恶露量还在增加，颜色恢复成红色，应立即去医院接受检查。

产后第3周宝宝的照顾

这个时期宝宝的头部绒毛脱落；排泄次数减少，排泄量增多；黄疸自然消失，可以带婴儿散步，转换心情，如果天气晴朗，身体状态也好，那么就到附近的公园走一走，散散步活动筋骨，还可以转换心情。这时带婴儿出去呼吸外面的新鲜空气有益于婴儿的健康，不过应避免到拥挤的商场或出远门。

适合：产后第 3 周妈妈

腐竹玉米猪肝粥

材料

鲜腐竹 50 克　　玉米粒适量
猪肝 150 克　　　姜丝适量
白米粥 150 克

调味

胡椒粉适量
盐适量
米酒适量
食用油适量

小常识

猪肝含有丰富的铁质，可治疗产后贫血，想要吃到滑嫩的猪肝，切记不可烹调太久。腐竹需先用冷水浸泡，泡开后再使用，若用热水易碎。

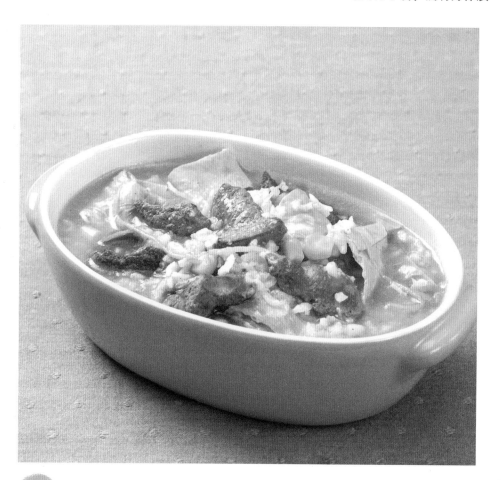

做法

1 将腐竹洗净，切段。

2 猪肝切薄片，放入油锅中和姜丝一起拌炒，再加米酒去腥。

3 放入腐竹、玉米粒，再加白米粥和适量水，煮滚，最后加盐和胡椒粉调味即可。

適合：產后第 3 周媽媽

胡萝卜小米粥

材料 · · · · · · · · · · · · · · · ·

胡萝卜 100 克
小米 30 克

调味 · · · · · · · · · · · · · · · ·

盐少许

小常识

小米和胡萝卜熬煮的粥品，具有天然好入口的甜味，有益脾开胃、补虚明目、补充营养、提高睡眠品质等功用，特别适合冬春季时生产的产妇食用。

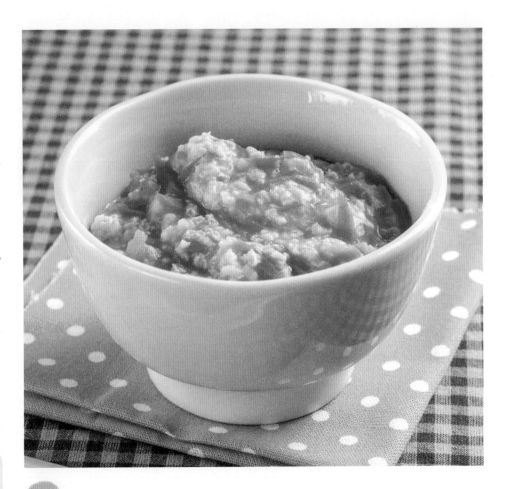

做法

1 胡萝卜洗净，切丝备用。
2 将胡萝卜丝和小米熬煮成粥，起锅前加盐调味即可。

适合：产后第 3 周妈妈

皮蛋
瘦肉粥

材料 ·················

猪绞肉 40 克　　葱适量
白米粥 150 克　　姜少许
水煮皮蛋 2 个

调味 ·················

胡椒粉适量
盐适量
食用油适量

小常识

皮蛋较鸭蛋含有更多矿物质和脂肪，总热量较少，能刺激消化器官、增进产妇食欲、促进营养的消化吸收，搭配瘦肉更能补养虚体。

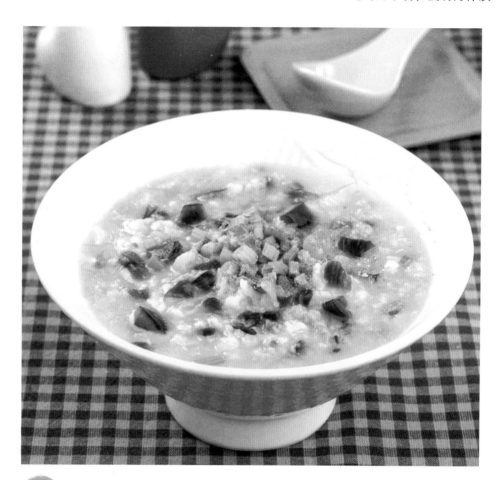

做法

1 将水煮皮蛋剥壳，切丁。

2 将生姜切成姜末；葱切成葱末。

3 热油锅，放入葱末、猪绞肉炒香，加入适量水、白米粥，放入盐调味，再加入皮蛋、姜末，煮滚后盛盘，最后撒上胡椒粉即可。

适合：产后第 3 周妈妈

麻油猪肝汤

材料 . . . .

猪肝 100 克
菠菜 30 克
生姜丝适量

调味 . . . .

芝麻油适量
米酒适量
盐适量
白糖适量

小常识

芝麻油可帮助细胞分裂和延缓老化，促进胆固醇代谢，有助血管畅通，加速子宫收缩，促进恶露代谢。猪肝富含铁，可改善贫血。

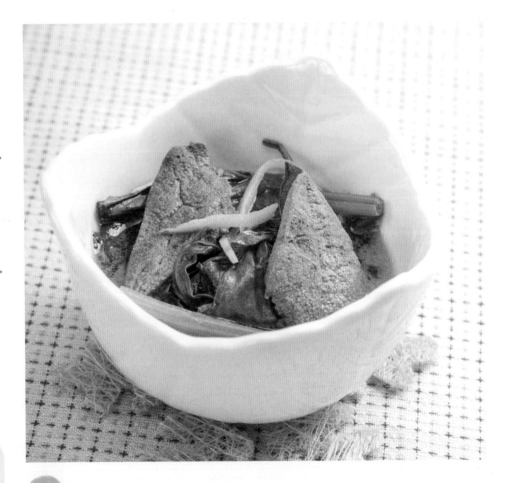

做法

1 猪肝洗净，切片，菠菜洗净，切段。
2 锅内放入芝麻油，将生姜丝爆香，再放入猪肝，快炒 1 分钟，加入适量水、盐、白糖和米酒，再放入菠菜，转小火煎煮。

扫一扫！

适合：产后第 3 周妈妈

木耳
红枣汤

材料 ·

木耳 30 克
红枣 10 颗

调味 ·

盐适量

小常识

木耳富含铁，能养血驻颜，肌肤红润，可治缺铁性贫血。红枣可以补气，其甜味与木耳搭配，让这一道汤品喝起来香甜顺口，又滋补身体。

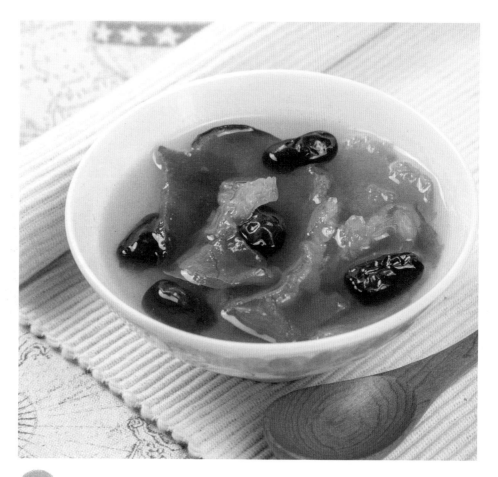

做法

1 将木耳洗净，切成小方块；红枣去核。
2 将木耳、红枣放入锅内，加适量水，炖煮半小时，起锅前加盐调味即可。

适合：产后第 3 周妈妈

凉拌海带

材料

海带根 150 克
姜丝适量

调味

白醋适量　　酱油适量
白糖适量　　辣椒酱适量
芝麻油适量　盐适量

小常识

产妇多吃海带可以预防乳腺疾病、糖尿病和便秘等症状。海带不易煮软，如果是买干的海带，在烹调之前一定要先用水泡软，也可用热水浸泡。

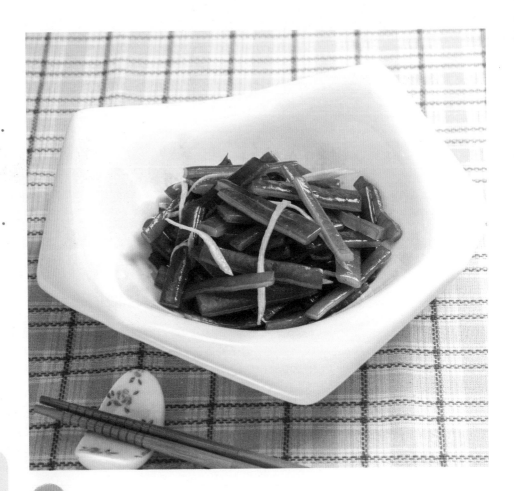

做法

1 将适量水煮滚，加入少许白醋和盐，放入洗净的海带根，焯烫后捞出，沥干后放入碗中。

2 加入盐、酱油、白醋、白糖、姜丝拌匀，腌 20 ~ 30 分钟，淋上芝麻油，拌入辣椒酱，盛盘即可。

适合：产后第 3 周妈妈

杜仲饮

材料 · · · · · · · · · · · · · · · · ·

杜仲 40 克

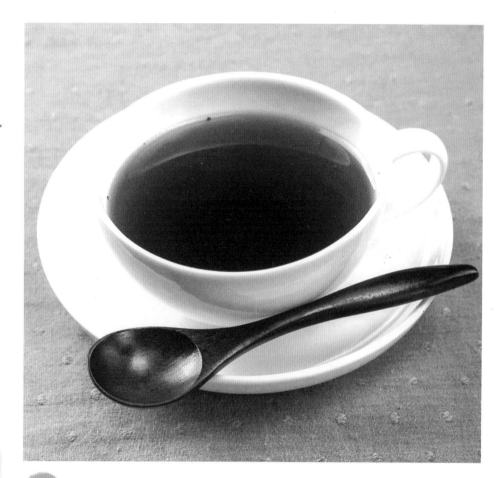

小常识

杜仲可改善产妇肾虚型腰背酸痛、下肢酸软无力等症状。杜仲买回家后，一定要放在流动的水下冲洗 5分钟以上，才能除去药材上多余的杂质。

做法

1 杜仲放在流动的水下冲洗 5 分钟。

2 将洗好的杜仲放入 1000 毫升的水中，开火煮至 500 毫升，约煮 20 分钟，即可饮用。

适合：产后第3周妈妈

阿胶枸杞小米粥

材料 . . . .

小米 500 克
枸杞 8 克
阿胶 15 克

调味 . . . .

红糖 20 克

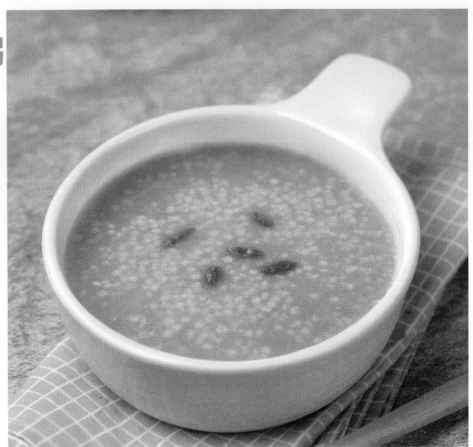

小常识

阿胶有补气养血、增强免疫力等功效，对产后虚弱的新妈妈身体恢复很有帮助；小米煮粥有催乳、补虚损等食疗作用，还能防止新妈妈消化不良。

作法

1 砂锅中注入适量清水烧热，倒入小米，拌匀，盖上盖，用大火煮开后转小火续煮1小时至小米熟软。

2 揭盖，放入洗好的枸杞，拌匀，倒入阿胶，搅拌匀，煮至溶化，放入红糖，拌匀，煮至溶化，关火后盛出煮好的粥，装入碗中。

适合：产后第 3 周妈妈

莲子鲫鱼汤

材料 ······

鲫鱼 1 条
莲子 30 克
黄酒 5 毫升
姜 3 片
葱白 3 克

调味 ······

盐 3 克
食用油 15 毫升

小常识

鲫鱼中富含蛋白质、多种维生素和微量元素，肉质细嫩，利于消化，具有增强抵抗力、益气健脾等功效，是促进产后恢复和增加乳汁分泌的佳品。

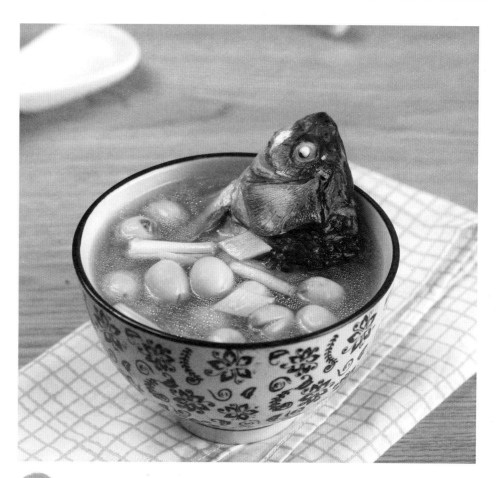

作法

1 用油起锅，放入处理好的鲫鱼，轻轻晃动煎锅，使鱼头、鱼尾都沾上油，盖上盖，煎 1 分钟至金黄色。

2 揭盖，翻面，再煎 1 分钟至金黄色，倒入适量热水，没过鱼身，加入葱白、姜片、料酒。

3 盖上盖，大火煮沸；揭盖，倒入泡好的莲子，拌匀，盖上盖，小火煮 30 分钟至有效成分析出；揭盖，倒入盐，拌匀调味，关火将煮好的汤盛入碗中即可。

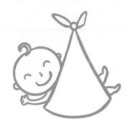

产后第4周月子菜单

产后第4周，妈妈的耻骨和性器官已经恢复正常，但仍要注意日常的清洁与保养，饮食方面也是以清淡营养的食物为主。

产后第4周产妇的身体变化

① 恶露消失，分泌物恢复怀孕前的白色。
② 耻骨恢复正常，性器官也大致恢复。
③ 妊娠纹的颜色变淡。

产后第4周的健康管理

1.产后发热的预防措施

产褥期间，产妇出现发热持续不退或突然高热寒颤，并伴有其他症状的，即为产后发热。如果经过抗菌治疗后仍然无效，则应当注意是否有其他并发症，要及时就医，以便确诊并接受对症治疗。分娩时尽量保持无菌环境，避免产道损伤及产后出血；有损伤的要及时缝合。居室内空气要清新，但要注意保暖，避免风邪。

2.可以进行盆浴

在恶露完全消失，身体恢复完全正常情况的时候再开始盆浴，这样比较安全。因此，在产后4周后开始盆浴比较适当。

3.可以手洗衣服

产后的第4周，是身体逐渐恢复的时期，可以做一些如手洗衣服、洗拖把等简单的家务，但应避免双手长时间浸泡在冷水中。

4.可以恢复日常生活和就近散心

产后第4周，基本上全身各个部位逐渐恢复正常。由于身体的康复，即使产后抑郁症较严重的产妇，也能逐渐熟悉育儿流程并开始做家务，心态也趋于平静。如果身体的恢复比较顺利，可以努力调整到怀孕前的生活。天气晴朗时，可以去附近散心或购物，转换心情。

产后第4周宝宝的成长发育

① 开始规律地吃奶。
② 比出生时体重增加。
③ 接受出生后的第1次健康检查。

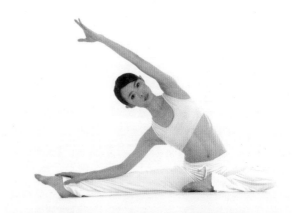

↑ 产后第4周时，妈妈的身体大都已经复原，因此可以开始积极地练习产褥体操，帮助恢复身材。

适合：产后第 4 周妈妈

猪肝炒饭

材料

猪肝 150 克
白米饭 150 克
黑豆适量
姜丝适量

调味

米酒适量　　白糖适量
胡椒粉适量　淡色酱油适量
盐适量　　　食用油适量

小常识

猪肝含有丰富的蛋白质、维生素A、B族维生素、铁、钙、磷等营养素。对于贫血者、患者、孕妇、生产完坐月子妇女都是极具营养价值的食材。

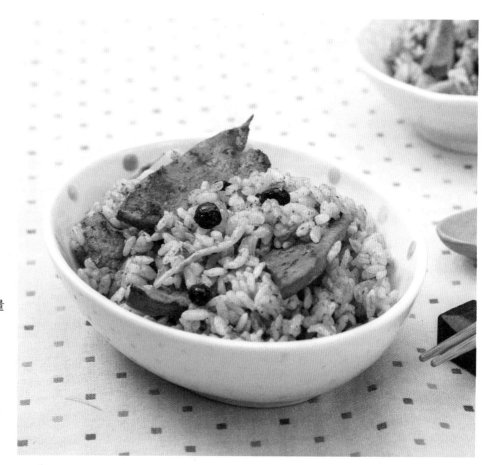

做法

1 黑豆洗净，泡软；猪肝洗净，切片，加入白糖和淡色酱油腌一下。

2 热油锅，放入猪肝微煎，取出备用。

3 留锅底油，爆香姜丝，加入白米饭炒匀，再放入盐、黑豆、胡椒粉、猪肝续炒 1 分钟，最后加入米酒即可。

适合：产后第 4 周妈妈

猪骨
西红柿粥

材料 · · · · · · · · · · · · · · ·

猪骨 100 克
西红柿 2 个
白米饭 150 克

调味 · · · · · · · · · · · · · · ·

盐适量

小常识

西红柿中的茄红素是一种
抗氧化剂，有助于延缓老
化；西红柿的纤维质含量
高，可以预防男性前列腺
癌和女性乳癌。产后妈妈
应多吃西红柿。

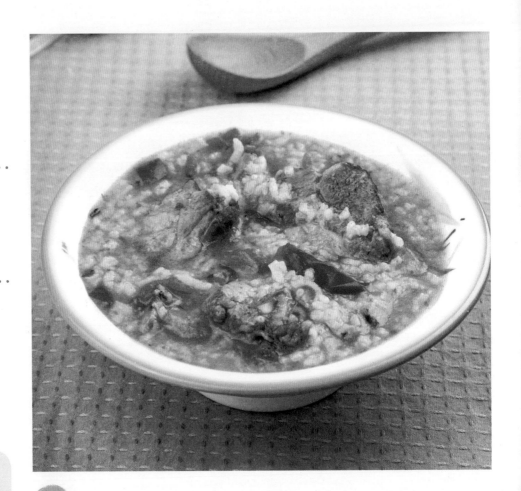

做法

1 将猪骨剁碎，用滚水氽烫后捞出，和西红柿一起放入砂锅中，倒入
  适量清水，以大火煮滚后转小火炖约 1 小时。

2 将白米饭放入砂锅中，倒入西红柿猪骨汤，用大火煮至沸腾，转小
  火煮至米烂汤稠，最后加适量盐调味即可。

适合：产后第 4 周妈妈

黄豆芽
炖排骨

材料 ·················

排骨 250 克
黄豆芽 100 克
姜片适量

调味 ·················

胡椒粉适量
盐适量

小常识

春天是B族维生素缺乏症
的多发季节，易患口角
炎，多吃些黄豆芽可以
有效防治B族维生素缺乏
症。长一寸左右的黄豆芽
养身效果最佳。

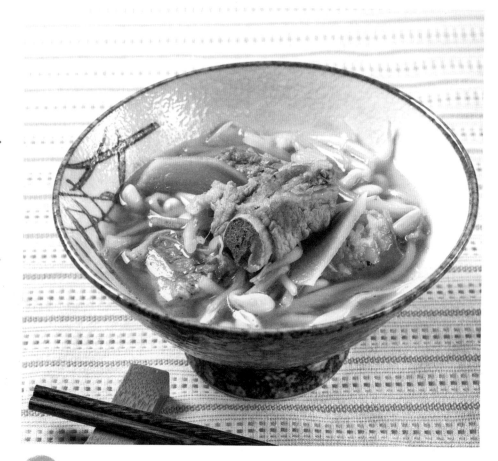

做法

1 黄豆芽洗净；排骨氽烫，去血水。

2 排骨加适量水炖煮，放入姜片，煮 30 分钟，至排骨软烂，再放
　入黄豆芽和胡椒粉，起锅前加盐调味即可。

适合：产后第 4 周妈妈

蛋黄
炒南瓜

材料 . . . .

南瓜 200 克
咸蛋黄 2 个

调味 . . . .

盐适量

小常识

鸡蛋的蛋黄中含有大量的
胆固醇，因此冠心病、高
血压、高血脂的患者都不
能摄取过量，每周最多 2
个蛋黄，或者可以只吃蛋
白部分。

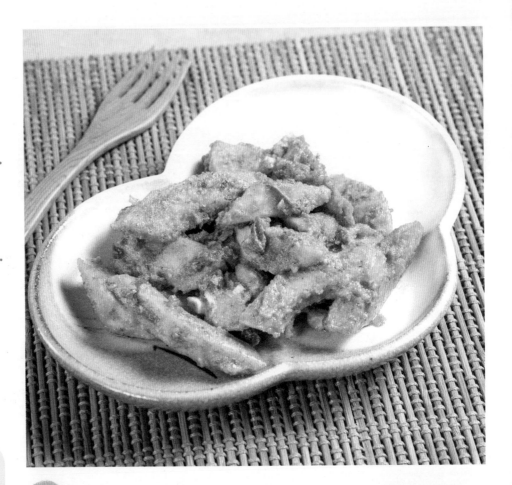

做法

1 南瓜去皮，切厚片；咸蛋黄捣碎。
2 锅中注油，加热至五六分热，再放入咸蛋黄
　炒至冒泡。
3 放入南瓜、盐拌炒，加适量水煮熟即可。

扫一扫!

适合：产后第 4 周妈妈

虾仁腰果

材料 · · · · · · · · · · · · · ·

虾仁 70 克
腰果 30 克
蛋白 1 个
葱花适量

调味 · · · · · · · · · · · · · ·

米酒适量
盐适量
生粉适量
芝麻油适量
食用油适量

小常识

虾容易引起过敏，体质过敏的患者需留意。在食用前虾背上的虾线是虾尚未排完的废物，所以在食用虾前应先将其处理干净。

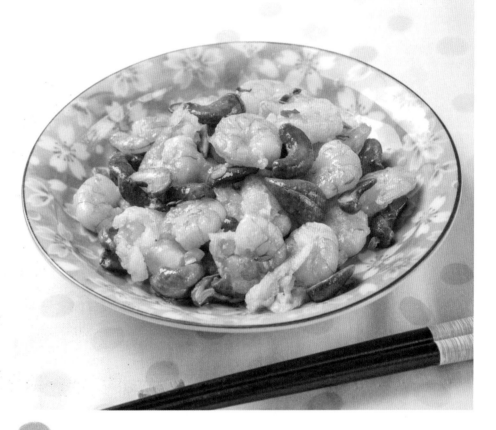

做法

1 将虾仁洗净，挑出肠泥，加入盐、蛋白、米酒、生粉拌匀，腌渍片刻。

2 虾仁滑入热油锅中，片刻后捞出，沥油备用。

3 锅内放少许油，加入葱花，放入虾仁、盐、米酒、腰果拌炒，最后淋上芝麻油即可。

南瓜
蒸百合

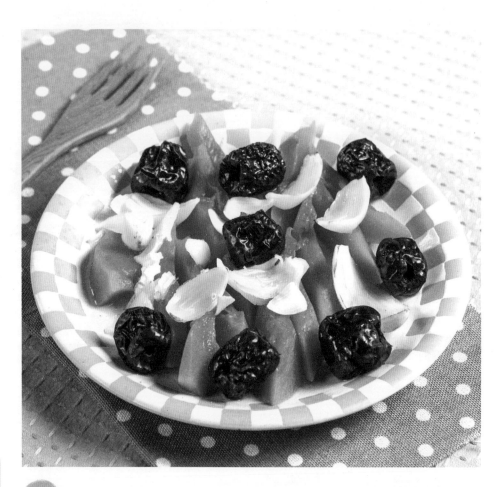

材料 · · · · · · · · · · · · · · ·

南瓜 100 克
百合 10 克
红枣 8 颗

调味 · · · · · · · · · · · · · · ·

白糖 15 克

小常识

百合可以清心安神，但里头所含的钾元素较高，对于肾脏功能不佳者，需谨慎摄取。百合受潮后较易腐烂，所以买回来后放置阴凉处。

做法

1 南瓜去皮、去籽，切块，放在盘上；红枣泡软。

2 百合洗净，去掉褐色部分，撒在南瓜上，再放入红枣，均匀撒上白糖。

3 将盘子放入蒸锅，大火蒸熟，再转小火继续蒸约 15 分钟即可。

扫一扫!

适合：产后第 4 周妈妈

木瓜
牛奶露

材料 · · · · · · · · · · · · · · ·

木瓜半个
鲜奶 200 毫升
椰汁 200 毫升

调味 · · · · · · · · · · · · · · ·

白糖适量
玉米粉水适量

小常识

产后妇女可以食用木瓜牛奶帮助乳汁分泌，但需注意木瓜中含有植物性激素。青木瓜对胎儿尤其不利，所以孕妇应尽量少吃。

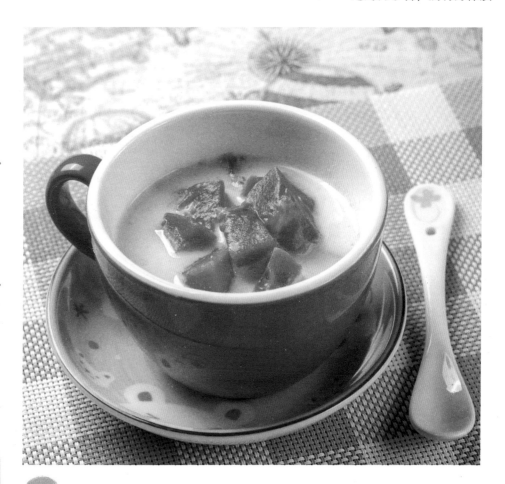

做法

1 木瓜去皮、去核，切小块。
2 锅中加入适量水、白糖煮滚，放入木瓜，再加入鲜奶、椰汁，转小火煮滚。
3 加入玉米粉水，煮至稠状即可。

木耳
枸杞蒸蛋

材料 . . . .

鸡蛋 2 个
木耳 1 朵
水发枸杞少许

调味 . . . .

盐 2 克

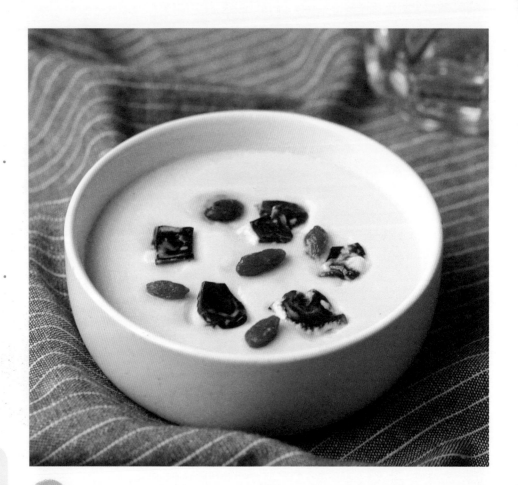

小常识

黑木耳中含有的纤维素，能促进肠道脂肪食物的排泄、减少脂肪的吸收，从而防止肥胖，搭配枸杞蒸鸡蛋，可增加食物中蛋白质等营养物质的含量。

作法

1 洗净的木耳切粗条，再改切成块。

2 取一个碗，打入鸡蛋，加入盐，搅拌匀，倒入适量的温水，加入切好的木耳，拌匀。

3 蒸锅中注入清水烧开，放入装有蛋液的碗，盖上盖，用中火蒸至鸡蛋成熟，揭盖，取出蒸好的鸡蛋，放上枸杞即可。

适合：产后第 4 周妈妈

玉米
排骨鲜汤

材料

玉米段 200 克
排骨 200 克
姜片、葱花、
葱段各少许

调味

盐 2 克
料酒 8 毫升

小常识

排骨含有大量的蛋白质、脂肪及钙、磷等营养物质，具有滋阴、强筋健骨等功效，与玉米搭配，不仅解腻，还能起到促消化、改善视力的功效。

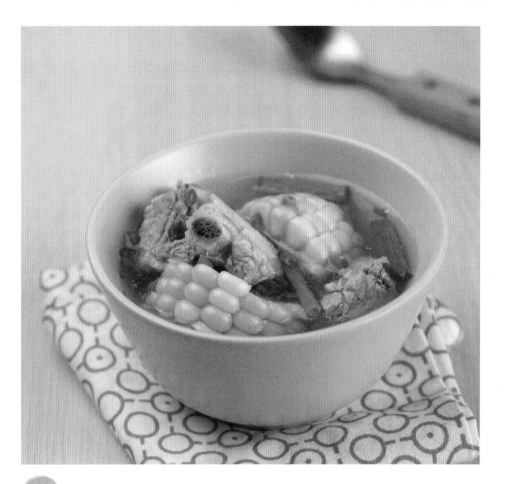

作法

1 锅中注水大火烧热，倒入备好的排骨，淋入少许料酒，汆煮去血水，捞出，沥干水分。

2 锅中注水大火烧开，倒入玉米、排骨、姜片、葱段，搅拌片刻，盖上锅盖，烧开后转小火煮 1 个小时使其熟透。

3 掀开锅盖，加入少许的盐，搅拌片刻，使食材入味，关火，将煮好的汤盛出装入碗中，撒上葱花即可。

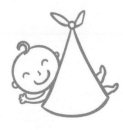

产后第5周调养菜单

产后第5周，妈妈的身材慢慢恢复原状，可以开始积极地瘦身，但对在哺喂母乳的妈妈仍要注意营养的摄取。

产后第5周产妇的身体变化

①恶露消失。

②腹部下垂不明显，身材恢复原状。

产后第5周的健康管理

现在，基本上可以一个人处理家务，但仍不要做太繁重的家务事，此时应以做饭、洗衣、洗碗等简单家务为主。应特别注意避免将双手长时间浸泡在冷水中或提重物，其他繁重家务也最好托付其他人打理。

需要立即就医的症状

产后检查是非常重要的。分娩后，通过产后检查能够确认子宫的大小和位置是否正常，会阴部切剖部位和子宫颈是否愈合，情绪状态是否正常。即使在产褥期，只要出现如下症状，就应该马上到医院就诊。

①由褐色出血转变成鲜红色出血的情况。

②体温超过37.7℃的情况。

③间隔1小时大量出血的情况。

④排尿时伴随疼痛和发热感。

⑤阴道和肛门部位持续疼痛。

⑥乳房剧烈地疼痛。

⑦恶心或呕吐的情况。

⑧下腹部剧烈疼痛。

产后第5周宝宝的照顾

1.努力适应育儿生活

出生一个月的婴儿，开始养成自己的习惯，不时地做出一些下意识的动作。现在开始，妈妈必须全身心地投入到养育婴儿的事务中。虽然现在一切还不是非常熟练，不过随着时间的推移，妈妈会逐渐熟悉和适应自己的角色，所以，应保持平静的心态，不用给自己造成不必要的压力。

2.预防育儿压力

同时料理家务和照料婴儿，并不是轻松的事情。因此，应在婴儿熟睡时照料家务，感到劳累时，应及时休息。如果婴儿还没有适应正常生理时钟，昼夜颠倒，这会让产妇感到身心疲惫。如果长时间处于疲惫状态，将会损害健康，导致母乳分泌不畅，甚至有可能导致抑郁症。感到身心疲惫时，应暂时搁置家务，充分休息。

适合：产后第 5 周妈妈

小米
桂圆粥

材料 ·

小米 100 克
桂圆肉 40 克

调味 ·

黑糖适量

小常识

桂圆具有补血安神、健
脑益智、补养心脾功
效，可以缓和产后妈妈
的抑郁心情。淘洗小米
忌用热水和手搓，也不
宜长时间浸泡。

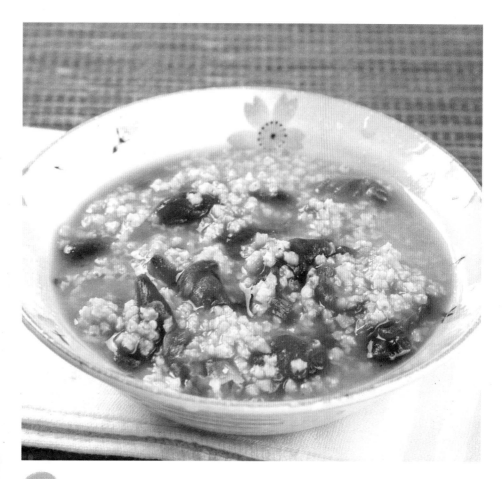

做法

1 将小米洗净，加入 1000 毫升水煮成粥。
2 粥即将煮熟时，把桂圆肉剥散后放入，续煮 10 分钟，最
后加入适量黑糖调味即可。

扫一扫!

113

适合：产后第 5 周妈妈

黄芪猪肝汤

材料

猪肝 60 克　　生地黄 5 克
菠菜 50 克　　葱白段适量
当归 4 克　　　姜片适量
黄芪 5 克

调味

米酒 70 毫升
芝麻油适量
盐适量

小常识

猪肝补血，黄芪补气，对于产后妈妈来说，是再好不过的滋补汤品。如果产后妈妈有频尿、消化不良的现象，可以食用黄芪，能改善症状。

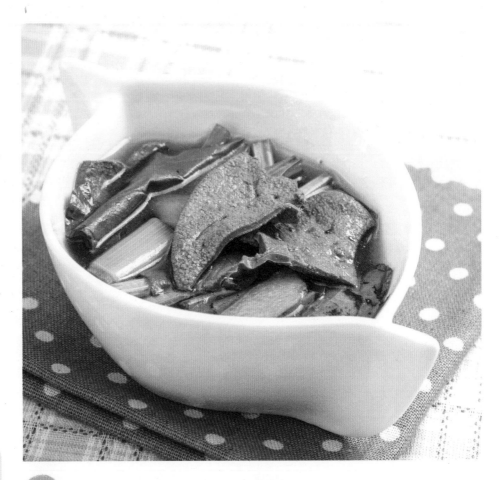

做法

1 当归、黄芪、生地黄洗净后放入纱布袋中，加 500 毫升水、葱白段和姜片，转大火熬煮 30 分钟。

2 菠菜洗净，切段备用。

3 将纱布袋取出，放入盐和菠菜煮滚，再放入猪肝，加米酒和芝麻油即可。

扫一扫！

适合：产后第 5 周妈妈

海带猪蹄汤

材料

猪蹄 1 只　　葱段适量
干海带 100 克　姜片适量
枸杞适量

调味

米酒适量
盐适量

小常识

怀孕期和哺乳的妇女不宜过量食用海带，因为海带中的碘会经由血液循环，从胎盘或乳汁中进入胎儿或幼儿体内，进而造成幼儿甲状腺功能障碍。

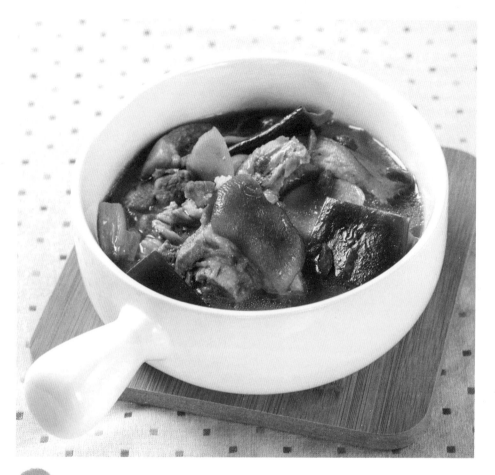

做法

1　将猪蹄剁成大块；海带泡水，备用。
2　猪蹄放入加有盐的水中汆烫，捞出沥干。
3　锅中的水煮滚后，放入葱段、姜片及海带，再将猪蹄放入，加盐、米酒及枸杞，盖上锅盖，焖煮 20 ~ 30 分钟即可。

扫一扫！

西红柿
包菜牛肉

材料 · · · · · · · · · · · · · · · · ·

牛肉片 120 克
西红柿 100 克
包菜 100 克

调味 · · · · · · · · · · · · · · · · ·

米酒适量
盐适量
生粉适量
食用油适量

小常识

这一道菜能补充维生素和
矿物质，增强体内抗氧化
物质。在烹调牛肉时，建
议以炒、焖、煎的方式来
保持住原有的维生素及矿
物质。

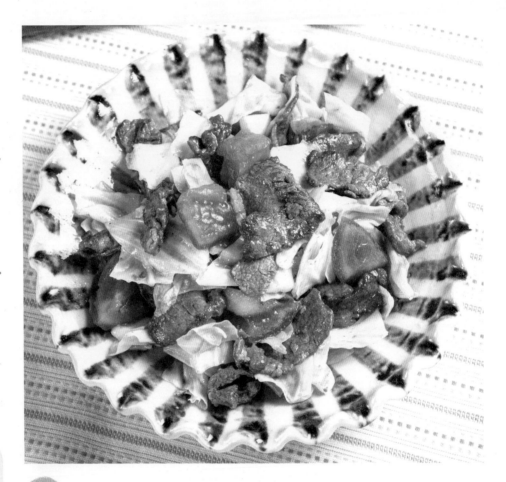

做法

1 牛肉片洗净，加盐、油、米酒及生粉拌匀，腌 5 分钟；西
　红柿洗净，切小块；包菜洗净，切片。

2 热油锅，放入腌好的牛肉片，炒至六分熟，起锅备用。

3 另起油锅，放入西红柿与包菜炒熟，再放入牛肉片及米酒，
　炒熟即可。

扫一扫！

适合：产后第 5 周妈妈

香浓西红柿笔管面

材料

笔管面 50 克　　罗勒 10 克
西红柿 100 克　　蒜末 5 克
洋葱 50 克

调味

番茄酱 60 克
意大利香料粉 5 克
黑胡椒粒 2 克
盐少许
芝士粉少许

小常识

洋葱营养价值很高，为低热量食物。要避免将其与蛋混在一起保存，因为蛋壳上有很多小气孔，洋葱刺激的气味容易透进小孔中，导致蛋变质、变味。

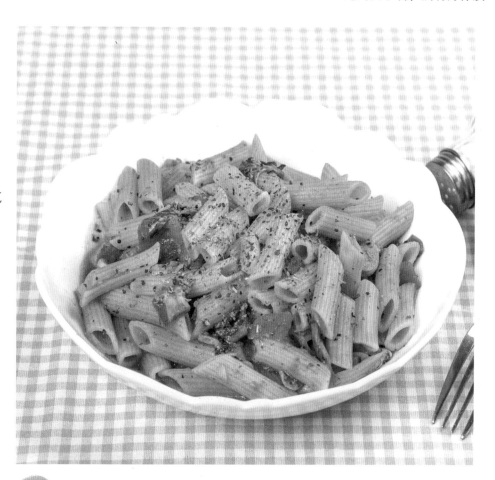

做法

1 西红柿洗净，去蒂头；洋葱洗净，去皮、切丁；罗勒洗净，去硬梗。

2 取电锅内锅，依序放入洋葱、笔管面、蒜末、罗勒、番茄酱、意大利香料粉、黑胡椒粒、盐和 150 毫升的水，最后摆上西红柿。

3 将内锅放到电锅中，外锅倒入200毫升水，按下开关，蒸至开关跳起；打开锅盖把西红柿压碎，搅拌均匀；外锅再倒入50毫升水，按下开关，蒸至开关跳起后，撒上芝士粉即完成。

莲子百合炖银耳

材料 · · · · · · · · · · · · · ·

银耳 20 克
莲子适量
百合适量

调味 · · · · · · · · · · · · · ·

冰糖适量

小常识

莲子可促进凝血，使某些酶活化，维持神经传导性、肌肉的伸缩性和心跳的节律、毛细血管的渗透压、体内酸碱平衡，具有安神养心作用。

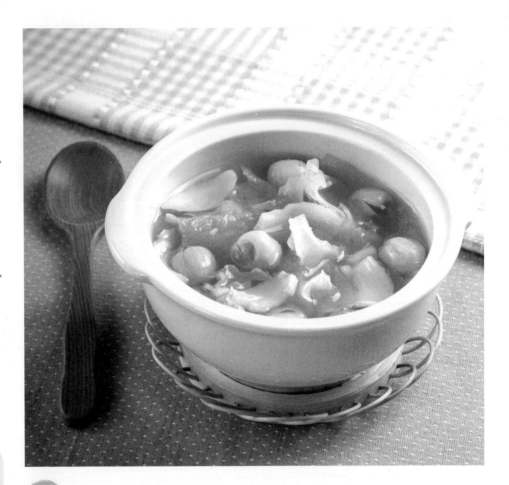

做法

1 将银耳泡盐水 30 分钟；百合泡温水 2 小时；莲子泡水一晚。

2 将银耳去蒂、切碎，和莲子一起放进锅中，加水煮滚，再转小火熬煮 20 分钟。

3 将百合洗净，剥成瓣状，直接放进炖盅。

4 将煮好的银耳莲子汤倒入炖盅，加适量冰糖，盖上锅盖，续煮半小时即可。

适合：产后第 5 周妈妈

绿豆
鲜果汤

材料 · · · · · · · · · · · · · · · ·

水蜜桃 50 克
菠萝 50 克
枇杷 30 克
绿豆汤适量
冰块适量

调味 · · · · · · · · · · · · · · · ·

蜂蜜适量

小常识

绿豆富含膳食纤维，其中的有机酸和维生素，容易因加热时间过长而遭到破坏，降低清热解毒的功效，因此不宜长时间炖煮。

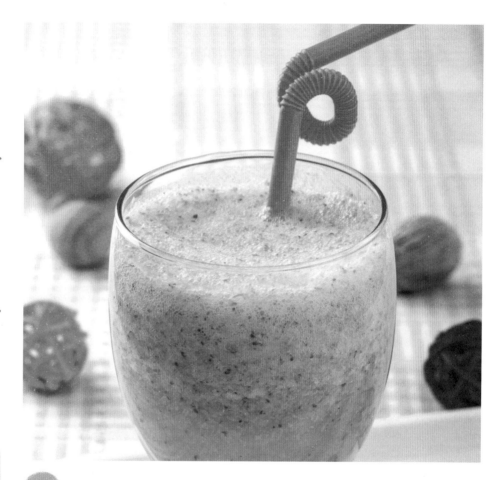

做法

1 水蜜桃、枇杷去皮，去核；菠萝去皮，切成小丁。
2 将水蜜桃、枇杷、菠萝丁放入绿豆汤中，煮滚后加蜂蜜和冰块即可。

菠菜豆腐皮卷

材料 · · · · · · · · · · · · · · ·

菠菜 200 克
豆腐皮 300 克
蛋清少许

调味 · · · · · · · · · · · · · · ·

盐、鸡粉、
白糖各 2 克
水淀粉 10 毫升
食用油适量

小常识

菠菜中的铁元素具有补血、利五脏、调中气等功效，豆腐皮营养极其丰富，两者搭配，可补充多种营养物质，为新妈妈的身体恢复提供能量。

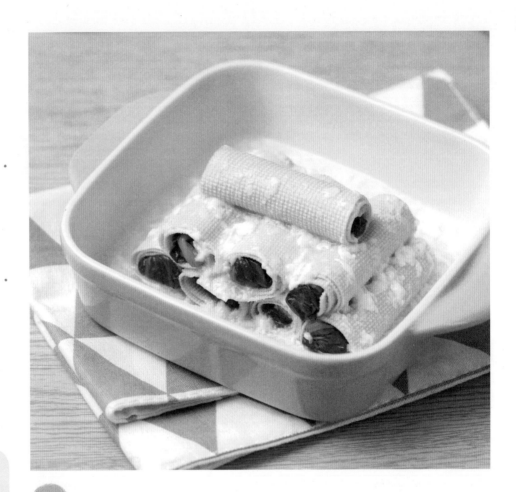

作法

1 洗净的豆腐皮切成约 4 厘米宽的长条，洗好的菠菜切成长段。

2 锅中注水烧开，淋入食用油，放入菠菜，煮至软，捞出，备用。

3 取豆腐皮，摊开，放入适量菠菜，卷好，制成豆腐皮卷生坯，装入盘中，放入烧开的蒸锅中，用大火蒸 2 分钟，取出蒸盘。

4 锅中注水烧开，放入盐、鸡粉、白糖，拌匀，煮至沸，用水淀粉勾芡，放入蛋清，拌匀，把芡汁浇在豆腐皮卷上即可。

适合：产后第 5 周妈妈

核桃花生猪骨汤

材料

花生 75 克
核桃仁 70 克
猪骨块 275 克

调味

盐 2 克

小常识

猪骨汤中含有丰富的蛋白质、钙等营养，能够保持奶水充足，促进宝宝骨骼发育，与核桃、花生同食，对改善新妈妈的精神状态极为有利。

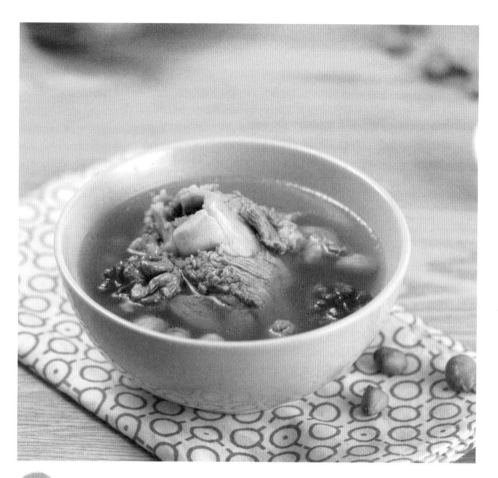

作法

1 锅中注水烧开，放入洗净的猪骨块，汆煮片刻，捞出，沥干水分，装盘待用。

2 砂锅中注水烧开，倒入猪骨块、花生、核桃仁，拌匀，加盖，大火煮开后转小火煮 1 小时至熟。

3 揭盖，加入盐，搅拌片刻至入味，关火后盛出煮好的汤，装入碗中即可。

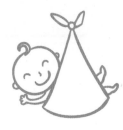

产后第6周调养菜单

产后第6周，妈妈的子宫已经完全恢复原状，有的妈妈会继续当全职妈妈，有的妈妈则开始准备回到职场工作。

产后第6周产妇的身体变化

❶ 子宫完全康复。
❷ 精神也恢复许多。
❸ 摆脱产后抑郁症。

产后第6周的健康管理

1.可以做轻微运动和短程旅行

现在身体大致恢复到怀孕前的状态，可以骑自行车或进行简单地运动。为了恢复体型，还可以练习塑身操。当心情烦闷时，可以到附近的公园散步或郊外兜风，但不宜长途旅行。如果已制订了长途旅行计划，最好延迟到2个月以后。

2.选择避孕方法

在重新开始性生活之前，应与丈夫进行必要的交流。如果不再二次生育，可以去医院咨询避孕手术的有关事宜，因为意外怀孕后再做人工流产，不仅危险，而且容易产生后遗症。因此应考虑产妇的身体状态，选择最合理、安全的避孕方法。

3.准备重返工作岗位

如果打算生育后继续工作，从这时起就要开始作准备，应想一想如何解决哺乳的问题，如果准备喂牛奶，需要事先练习，使宝宝适应。

避孕的注意事项

1.夫妻间互相体谅和协助

产后，产妇的注意力常常转移到婴儿身上来，又兼身心疲惫，因此，在此期间性欲非常淡漠，所以做丈夫的切勿操之过急而鲁莽行事，以免对妻子造成身心伤害。

2.最好利用两种以上的避孕方法

长期的避孕过程中，没有完全无副作用的避孕方法。利用体温或排卵日的避孕方法成功率较低，所以很难长期执行。不过虽然麻烦，但是最好还是同时使用两种以上的避孕方法。

3.必须按照医生的指示避孕

应该事先确认怀孕功能或避孕器的副作用，然后按照医生的指示避孕。

产后第6周宝宝的照顾

产后第6周，和婴儿一起到分娩的医院接受产后健康检查。此时，医生会向产妇询问子宫、会阴部切开部位等身体方面的恢复情况，以及是否引起发炎等。如果怀孕期间罹患过怀孕高血压，还应做尿检，检查是否有蛋白尿、糖尿病和其他后遗症。如果此时检查结果没有任何异常症状，可以说身体已经完全恢复正常状态。

适合：产后第6周妈妈

南瓜
炒米粉

材料 · · · · · · · · · · · · · · · ·

猪瘦肉 80 克　　洋葱 80 克
干米粉 100 克　　木耳 50 克
南瓜 100 克　　　虾米 10 克

调味 · · · · · · · · · · · · · · · ·

酱油适量
白糖适量
盐适量
胡椒粉适量
蔬菜高汤适量
食用油适量

小常识

久食、多食南瓜，可能出
现皮肤染黄的现象，那是
胡萝卜素未经变化即由汗
液排出的结果，停食一段
时间即会自行消退，对健
康无碍。

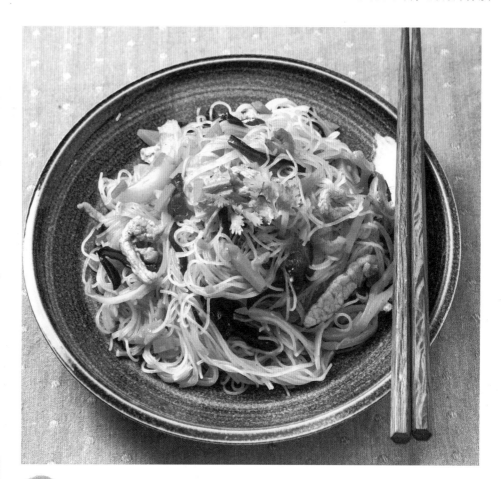

做法

1 将干米粉泡冷水后沥干；南瓜去皮、去籽，切条状；猪肉、洋葱、
木耳切丝。

2 虾米放入水中泡软。

3 取小碗，加入360毫升水、酱油、白糖、盐、胡椒粉搅拌成酱汁。

4 以中大火热油锅，放入虾米、洋葱爆香，再放入肉丝，炒至九分
熟，放入木耳炒香，再加蔬菜高汤煮滚，放入米粉、南瓜丝，炒
至汤汁收干即可。

适合：产后第 6 周妈妈

寿喜烧

材料

牛肉 100 克　　胡萝卜 50 克
豆腐 80 克　　　鲜香菇 25 克
娃娃菜 80 克　　蛋饺 50 克
芋头 30 克　　　葱段适量

调味

白糖适量
盐适量
日式酱油适量
食用油适量

小常识

娃娃菜味道甘甜，价格比普通白菜略高。其营养价值和大白菜差不多，富含维生素和硒，叶绿素含量较高，具有丰富的营养价值。

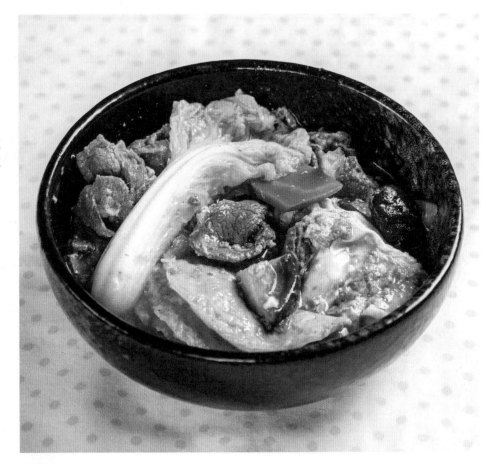

做法

1 将娃娃菜洗净，对剖；胡萝卜切片；芋头切小块；生香菇一开四；豆腐切厚片。

2 热油锅，爆香葱段，依序放入香菇、芋头、胡萝卜、娃娃菜与少量水。

3 将日式酱油、白糖、盐放入碗中，调成酱汁，备用。

4 将炒好的食材倒入砂锅中，加入刚调好的酱汁，汤汁滚时，放入蛋饺、豆腐及牛肉片，待汤再次滚时，即可起锅。

适合：产后第 6 周妈妈

牛蒡排骨汤

材料 · · · · · · · · · · · · · · · ·

牛蒡半根
排骨 150 克
香菇 5 朵

调味 · · · · · · · · · · · · · · · ·

盐适量
醋适量

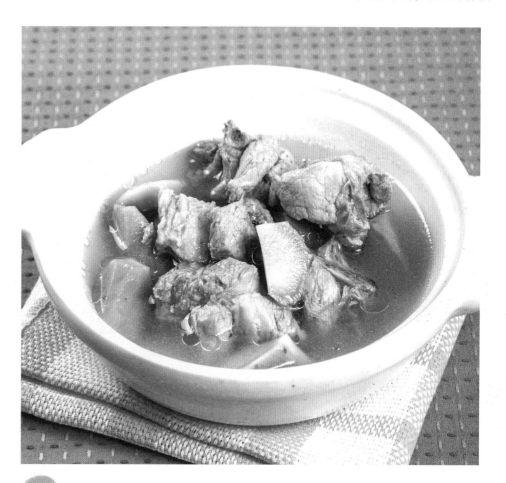

小常识

牛蒡能消肿润燥，适用头晕、消渴、体虚、乏力等病症，也有助产后排出恶露。牛蒡遇空气容易氧化变色，去皮后要马上浸泡在醋水中。

做法

1 排骨洗净、切块，汆烫。
2 牛蒡去皮，切滚刀块，泡到醋水中，防止变色。
3 砂锅中的水煮滚后，放入排骨，以大火煮滚后，转小火续煮 1.5 小时。
4 将牛蒡和香菇都放入砂锅中，续煮半小时，加少许盐调味即可。

适合：产后第 6 周妈妈

土豆南瓜炖鸡肉

材料

鸡肉 200 克　姜末适量
南瓜 100 克　蒜末适量
土豆 70 克

调味

生粉适量
酱油适量
白糖适量
盐适量
食用油适量

小常识

南瓜富含铁、钴元素，具有较强的补血作用，而南瓜中含有大量的维生素，远超过绿色蔬菜，可以说是产后妈妈的最佳美容食物。

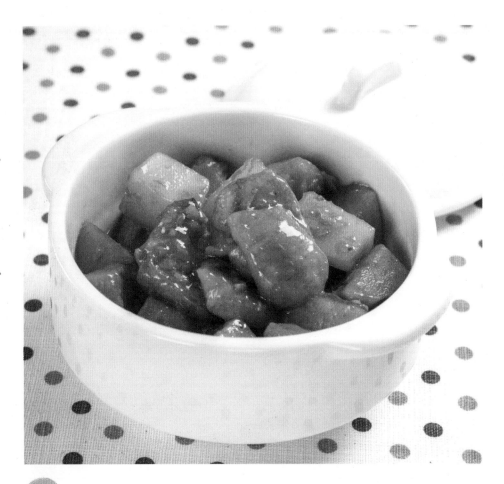

做法

1 土豆，切块；南瓜去皮，切块；鸡肉切块后放入碗中，加少量的生粉和盐腌 5 分钟。

2 热油锅，爆香姜末、蒜末，再将鸡肉下锅炒。

3 放入南瓜、土豆，再加盐、白糖、酱油和适量水，煮至南瓜软烂即可。

扫一扫!

适合：产后第 6 周妈妈

虾仁
炒韭黄

材料 · · · · · · · · · · · · · · ·

韭黄 150 克　　　葱花适量
剥壳鲜虾 100 克　姜片适量
葱白段适量

调味 · · · · · · · · · · · · · · ·

米酒适量
盐适量
芝麻油适量
食用油适量

小常识

韭黄又名黄韭、韭白，是韭菜的软化栽培品种，因不见阳光而呈黄白色。其营养价值要逊于韭菜，但比较软嫩，容易吞食，适合牙口不好的产妇食用。

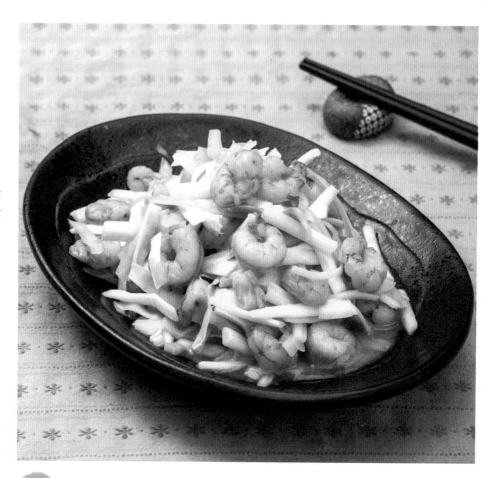

做法

1 韭黄洗净，切段。
2 热油锅，将葱白段和姜片爆香，放入虾及米酒，翻炒至虾熟透，放入韭黄、葱花和盐，炒匀，最后淋上芝麻油即可。

适合：产后第 6 周妈妈

核桃蜂蜜豆浆

材料 . . . .

核桃 30 克
黄豆 50 克
豆浆适量

调味 . . . .

蜂蜜 5 克

小常识

市售包装的核桃，请于使用前清洗，去除不必要的调味。豆浆被誉为"植物性牛奶"，其中的氨基酸成分比较接近完全蛋白质，属于优质蛋白质。

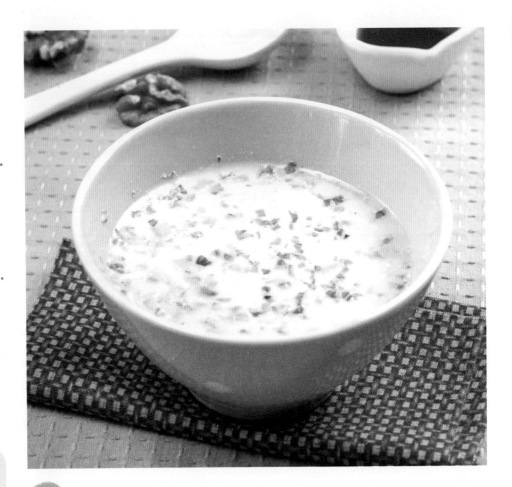

做法

1 核桃切碎；黄豆用清水浸泡 4～8 小时，洗净。

2 将黄豆、核桃和豆浆倒入果汁机中，加水搅匀。

3 将打好的汁煮滚后取出放凉，加入适量蜂蜜饮用，以增添口感。

适合：产后第 6 周妈妈

芝麻薏仁
山药牛奶

材料 ············

黑芝麻粉 10 克
山药粉 10 克
薏仁粉 15 克
奶粉 30 克

调味 ············

蜂蜜适量

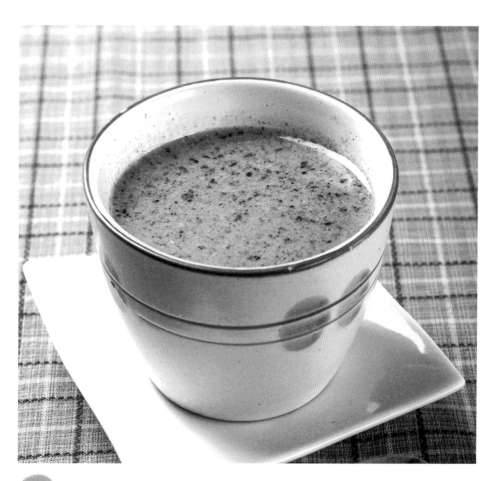

小常识

山药是补益药膳食材，具有收敛作用，常有腹胀困扰或大便干结的人食用容易加重症状，所以不宜多吃。山药含有植物碱，煮食时不要用铁器。

做法

1 将山药粉、薏仁粉、奶粉放入热水中，边煮边搅匀。
2 再加入黑芝麻粉和蜂蜜，调匀即可。

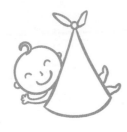

授乳妈妈的营养调理

哺喂母乳的妈妈所需的营养，比一般妈妈更多，因此要特别注意是否有摄取足够的营养素，可以提供给自身的恢复及宝宝的发育。

哺乳期的饮食调理

1.少量多餐，减轻肠胃负担

孕妇生产后，身体十分虚弱，食欲也不佳。因此，建议采取餐次增加、分量减少的方式，以减轻肠胃负担，同时也有利于营养的吸收。

2.饮食清淡，增加消化道吸收

产后初期的饮食以清淡、稀薄为宜。所谓清淡，并非指完全不放盐等调味料，而是视产妇身体状况而定。例如，产妇若有水肿现象，应减少盐以及酱油的摄取量。至于葱、姜、蒜、辣椒等辛辣物，若摄取得宜，则有利于血液循环，可将生产时残留在体内的淤血排出，同时又能增进食欲，故不需要过于限制。

3.补充水分，促进母体复原

产妇在分娩过程中流失了大量水分和血液，因此水分的补充十分重要。利用薄粥、鲜美的汤汁，给予产妇充分的营养与水分，不仅可以促进母体的康复，又能增加乳汁的分泌量。

4.均衡营养，为健康加分

产后身体是否能够恢复往日的健康与窈窕，就要看饮食是否均衡了。有的人"坐月子"除了吃鸡还是鸡，吃得胃口尽失。

事实上，除了摄取适宜的肉类之外，还要搭配蛋、海鲜和蔬菜。至于鱼虾等海鲜，不仅热量低，所含的蛋白质品质又较一般肉类优质，是产后绝佳的营养来源。蔬果的好处则是在于含有多种丰富的矿物质和维生素，是肉类所不及的，产妇不妨多吃。而其所富含的纤维质亦可帮助胃肠蠕动，使排便通畅。饮食适量且均衡，不仅可以为健康加分，更可为身材加分。

5.药膳调理，改善体质

将中药与食物合起来的药膳，不但可以改善体质，更具有滋补养生之效。利用中药的药效，让产妇的筋脉气血得到最适当的调养，甚至能将罹患很久的顽疾慢慢调理好。

哺乳期的营养摄取

一般情况下，产后妈妈每天分泌乳汁850～1200毫升，消耗母体蛋白质10～15克。考虑到摄取蛋白质在体内的转换和利用效率，每天应从食物中多补充20～30克蛋白质。

哺乳期膳食应尽量做到食材种类多样，搭配完善，摄取量充足。如果水分摄取不足时，会直接影响乳汁的分泌量。因此，除了每天正常饮水外，还应多吃流质食物，如鸡、鸭、鱼、肉汤以及豆浆。这样不但可以摄取大量水分，还获得了丰富的蛋白质、脂肪、无机盐等。

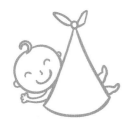

授乳妈妈的饮食重点

在哺乳期间是不适合减肥的，饮食上需增加蛋白质，进而减少油脂的摄取，所以哺乳期间饮食原则应以进食不油腻、无刺激的食物为主。

热量摄取要比之前多1680～2100焦

哺乳期乳汁分泌量每日平均为800毫升。考虑到哺育婴儿的操劳及母乳基础代谢的增加，建议母亲应每日比正常女性增加热量的摄取。

衡量母亲摄取热量是否充足，应以泌乳量与母亲体重为依据。若在哺乳后婴儿有满足感，能安静睡眠，在哺乳后3～4小时内无烦躁现象，且生长发育良好的，表示乳汁品质适当。母亲若有哺乳，热量要比之前多1680～2100焦；别因为产后6周后体重没减轻而一下子减少热量的摄取量，这样快速溶解身体脂肪，释放的毒性化学物质和代谢的副产品"酮"，可能会经由母乳而对宝宝有害。

脂肪能提供较多的热量，并促进乳汁分泌

脂肪能提供较多的热量，且新生儿的生长发育也要求乳汁中有充足的脂肪。必需脂肪酸可促进乳汁的分泌。乳汁中必需脂肪酸对于婴儿中枢神经系统的发育和脂溶性维生素的吸收都有促进作用。母乳的脂肪含量在一天当中和每次哺乳期间均有变化，当每次哺乳临近结束时，母乳中脂肪含量较高，有利于控制婴儿的食欲。营养专家建议产后妈妈每日饮食脂肪供给量应以其能量占总热量的20%～25%为宜。

矿物质和微量元素的摄取

母乳中的钙含量较稳定，一般为340毫克/升。当饮食摄取钙不足时不会影响乳汁的分泌量，但可能消耗母体的钙贮存。母体骨骼中的钙将被动用以维持乳汁中钙含量的恒定。因此，喂母乳的妈妈应增加钙的摄取量。妈妈可以多吃一些含钙的食物，像是乳酪、牛奶、小鱼干、海带、紫菜等，都是不错的钙质来源。可以尽量从不同的食物中摄取钙质，除了比较不容易吃腻之外，也可以摄取更均衡的营养。

由于铁不能通过乳腺输送到乳汁，因此母乳中铁含量极少，仅为0.5毫克/升。每日由乳汁中流失的铁总量为0.3～0.4毫克，由于饮食中铁的吸收率仅为10%左右，因此每日从饮食中额外增加的供给量至少应在4毫克以上。喂母乳的妈妈每日饮食铁供给量应由一般女性的18毫克增至28毫克。

蛋白质摄取不足会影响泌乳量

蛋白质摄取量的多寡，对乳汁分泌的数量和品质的影响最为明显。若饮食蛋白质的生理价值不高，则转变为乳汁蛋白质的效率更低。因此，除了满足母体正常需要量之外，每日需额外补充20～30克蛋白质，以确保乳汁中蛋白质的含量。有研究证实，母体蛋白质营养不良时，对泌乳量会产生影响。

补充足量的维生素

维生素A的摄取量会影响乳汁中维生素A的含量。因为维生素A可以少量通过乳腺进入乳汁，尤其以产后2周内的初乳富含维生素A。通过饮食补充维生素A可提高乳汁中维生素A的含量数倍，但饮食中维生素A转移到乳汁中的数量有一定的限度，因此产后妈妈饮食的供给量应比一般女性多400毫克。维生素D几乎不能通过乳腺，母乳中维生素D含量较低，故婴儿要及时添加或多晒太阳。

多数水溶性维生素可通过乳腺进入乳汁，但乳腺可控制调节其含量，当乳汁中含量达一定程度即不再增加。产后妈妈每日饮食维生素C的供给量为100毫克，较一般女性增加40毫克。不论产后妈妈的营养状况如何，补充维生素B_1与维生素B_2转变为乳汁维生素B_1与维生素B_2的有效率仅为50%，故应增加饮食中的供给量。推荐产后妈妈每日维生素B_1和维生素B_2的供给量均为2.1毫克，较一般女性约增加1毫克。

产后缺乳饮食原则

产后缺乳在治疗方面应该尽量消除病因，并针对临床特点进行相对应的饮食安排。

1. 对于气血虚弱的产妇应以补虚为原则，要鼓励适当地增进饮食，多选有益气、补血作用的食物。
2. 对于肝气瘀滞的产妇，需要劝说宽慰，使其精神安定、心情开朗，多选具有理气、活血化瘀、生乳、通乳功能的食物，膳食以清淡为原则。
3. 尽量不食用低热量、低蛋白和维生素、铁、钙少的食物，应保证产妇每天摄取的热量不少于4200焦，蛋白质不少于30克，脂肪不少于50克，钙不少于2克。

产后缺乳宜吃食物

吃具有催乳作用及使乳汁增多的食物，如由粳米、小米等制作的粥类，小麦粉制作的流质面食，及芝麻、红豆、绿豆、木瓜、冬瓜、丝瓜、山药、莲子、蘑菇；猕猴桃、苹果、无花果、花生仁、银耳、猪蹄、猪肝、虾、牛奶等。

哺乳期的用药指南

哺乳期能否用药一直是许多人关注的问题。目前，医学研究已经证实了某些药物能通过乳汁进入婴儿体内，对宝宝会造成不良影响。因此，哺乳期用药分为禁用药和慎用药两大类。禁用药是指已经证明会给宝宝带来危害的药物；慎用药是指可能对宝宝有损害或损害不严重的药物。

新手妈妈如果在哺乳期使用了这两类药物，应该立即停止哺乳。即使是哺乳期可以使用的药物，也要对症、适时、适量应用。

如果必须用药，即使是安全的药物，也应该在哺乳后30分钟再服用，即在下次哺乳前4小时用药。如果是乳头涂抹的外用药，容易被宝宝吞服，因此用药后必须在喂奶前清洗乳头。

哺乳期的女性服用药时，通常只考虑药物对乳汁分泌量的影响，对婴儿的影响考虑得较少，或者根本就不知道哪些药物对婴儿会有影响。实际上很多药物可通过乳汁进入婴儿体内，进而对婴儿产生很大的影响。尽管某些药物进入乳汁的浓度成分很低，但对于抵抗力差的婴儿来说，造成的损害可能是很大的，甚至会对孩子产生一辈子的影响。因此哺乳期用药一定要谨慎小心，或是尽量避免用药。

哺乳期忌吃食物

在哺乳期间所吃的食物都要仔细注意，有些食物可能会使宝宝喝奶之后身体不适，有些食物可能会造成退奶，要特别小心。

哺乳期忌吃食物举例

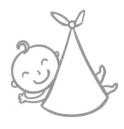

人参

刚生完孩子的产妇，精力和体力消耗很大，十分需要卧床休息，如果此时服用人参，反而因兴奋难以安睡，影响精力的恢复。

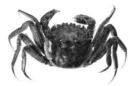

螃蟹

螃蟹属于寒性食物，产妇如果大量食用蟹肉会导致腹痛、胃肠虚弱，影响消化吸收功能，阻碍血液循环，不利于产妇的身体复原。

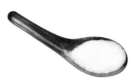

味精

如果产后妈妈大量食用味精，婴儿会缺锌，出现不良症状。因此，分娩后3个月内产妇与婴儿的食物中应少加或不加味精。

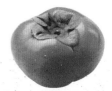

柿子、柿饼

柿子与柿饼都属于大凉的食物，产妇食用后容易使脾胃受损，影响消化吸收功能，不仅不利于自身康复，宝宝喝了母乳可能会拉肚子。

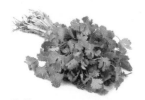

香菜

香菜虽然能发汗透疹，下气消食，但医学研究也证实了它会使产妇乳汁分泌不足，因此，哺乳期女性应当忌吃或少吃香菜。

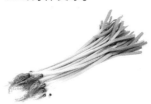

大蒜

大量食用会使胃酸分泌增多，使哺乳女性的消化功能出现异常，还会影响其睡眠品质。同时，还会影响妈妈乳汁的品质。

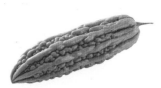

苦瓜

苦瓜属于寒凉食物，脾胃虚寒的人吃了苦瓜会导致腹痛、腹泻，而产妇的肠胃功能都还很虚弱，因此不宜吃苦瓜，以免影响身体的恢复。

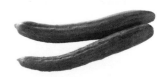

生黄瓜

生黄瓜属于大凉食物，产妇食用后可能导致腹痛、腹泻，影响营养素的吸收，不利于产伤的愈合，甚至加重产后出血的程度。

適合：哺喂母乳的妈妈

黑芝麻
糙米粥

材料 · · · · · · · · · · · · · ·

糙米 150 克
黑芝麻适量

调味 · · · · · · · · · · · · · ·

红糖适量

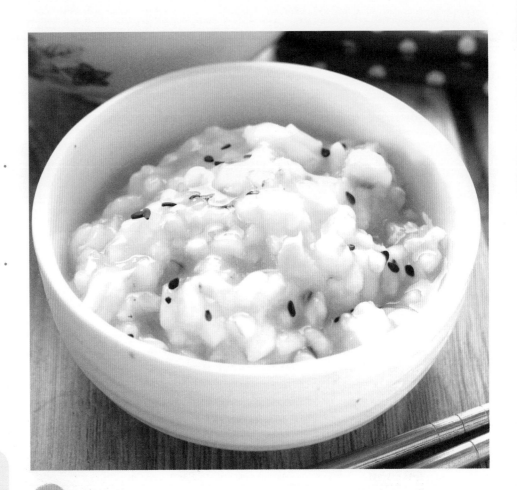

小常识

黑芝麻糙米粥能补血通
乳，很适合产后贫血又缺
乳的妈妈食用，还可以帮
助排出宿便，使体态轻盈
又不失营养，是很好的保
健养身粥品。

做法

1 糙米洗净后沥干。

2 锅中加水，放入糙米，熬煮成粥后转小火，再放入黑芝麻续煮 5
分钟，最后加红糖调味即可。

适合：哺喂母乳的妈妈

鲈鱼奶汤

材料

鲈鱼 1 条
黄豆 50 克
姜片适量

调味

盐适量
胡椒粉适量
八角适量
食用油适量

小常识

鲈鱼可治胎动不安、缺乳等症状，是一种既补身又不会造成营养过剩而导致肥胖的营养食物，更是健身补血、健脾益气的佳品。

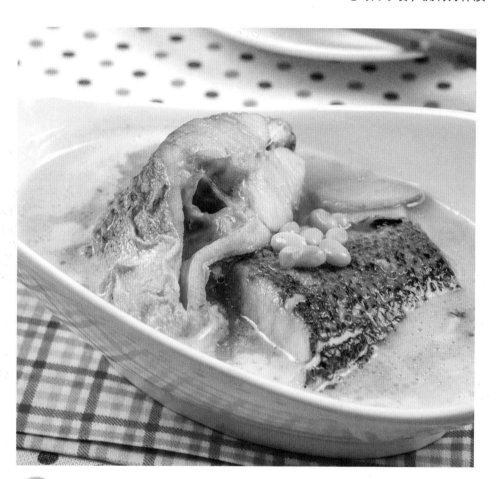

做法

1 鲈鱼去鳞和内脏，洗净后在背上切刀。

2 热油锅，放入鲈鱼、姜片略煎，倒入清水煮滚，再加八角、黄豆；鱼煮熟后，加入盐、胡椒粉调味即可。

扫一扫！

适合：哺喂母乳的妈妈

红枣猪蹄花生汤

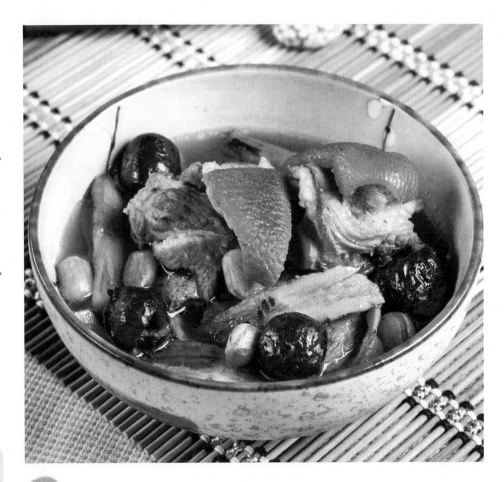

材料 · · · · · · · · · · · · · · ·

猪蹄半只　　当归 8 克
红枣 8 颗　　黄芪 10 克
花生 50 克

调味 · · · · · · · · · · · · · · ·

盐适量
米酒适量

小常识

本品可益气补血，促进身体恢复，适合产妇产后催乳和蛋白质补充。手术者可加入苦茶油，也可不加米酒，视伤口愈合情况作调整。

做法

1 将猪蹄切块，放入加了盐的滚水中，氽烫去杂质。

2 用冷水浸泡花生 4 小时，入锅煮至软烂。

3 取砂锅，将红枣、猪蹄、花生、当归、黄芪放入热水中，水要盖过食材，加入米酒。

4 待汤滚时盖上锅盖，慢炖 90 分钟至猪蹄和花生熟软，最后加盐调味即可。

扫一扫！

适合：哺喂母乳的妈妈

木瓜排骨花生汤

材料 ·····················

排骨 200 克
青木瓜半个
花生 50 克
红枣 10 颗

调味 ·····················

盐适量

小常识

排骨提供人体生理活动的脂肪、蛋白质，尤其富含钙质，可维护骨骼健康生长，并有益精补血的功用。搭配青木瓜熬成汤，可促进乳汁分泌。

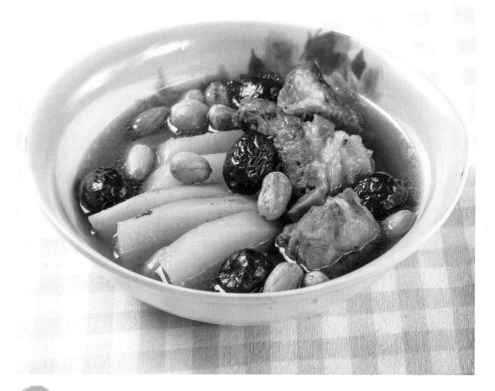

做法

1 木瓜去皮、去籽，切块。

2 排骨汆烫后，放入锅中，加入红枣、木瓜、花生及适量水，煮滚后以小火炖 45 分钟，最后加盐调味即可。

适合：哺喂母乳的妈妈

三菇
烩丝瓜

材料 · · · · · · · · · · · · · ·

丝瓜 150 克　　草菇 50 克
杏鲍菇 50 克　　葱末适量
香菇 50 克　　　蒜片适量

调味 · · · · · · · · · · · · · ·

水淀粉适量
芝麻油适量
白糖适量
胡椒粉适量
盐适量
食用油适量

小常识

新鲜的菇类含多糖体，搭配清热去燥的丝瓜一起烹调，除了能帮助乳汁分泌外，还可消炎、促进伤口恢复，对产后妈妈很有帮助。

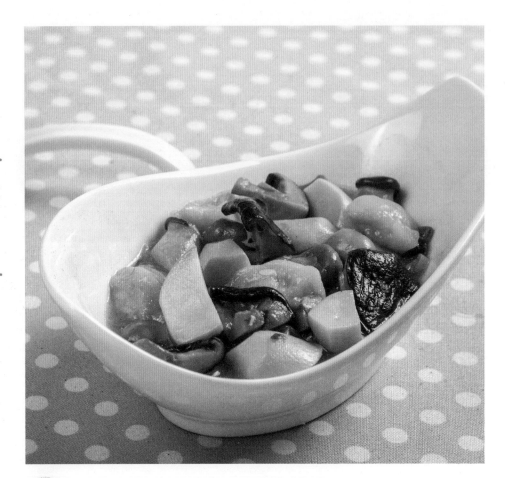

做法

1 丝瓜去皮、切块；香菇泡温水一开四；草菇一开二；杏鲍菇切滚刀块备用。

2 热油锅，将蒜片、葱末爆香，再放入杏鲍菇、香菇、草菇拌炒。

3 放入丝瓜块，待水煮滚后加盐、白糖、胡椒粉调味，盖上锅盖，焖煮 5 ~ 10 分钟。

4 撒上葱末，用水淀粉勾芡，淋上芝麻油，拌炒均匀即完成。

适合：哺喂母乳的妈妈

大虾
炖豆腐

材料

大虾 150 克　　葱花适量
豆腐 150 克　　姜片适量
葱段适量

调味

胡椒粉适量
米酒适量
盐适量

小常识

大虾含有磷、钙，其肉质松软，易消化，能帮助体虚妈妈产后补养身体，且对妈妈发奶、催奶有不错的功效，也可换成其他的海鲜。

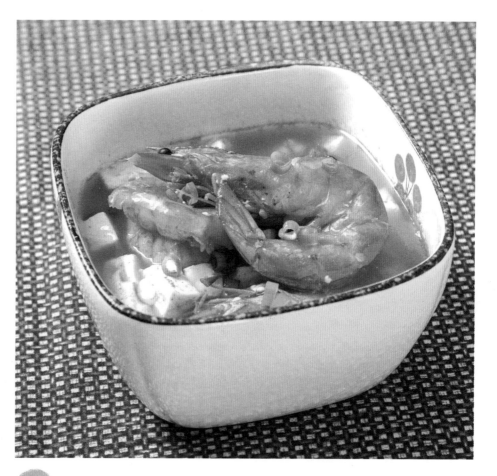

做法

1 将大虾去须、洗净并开背；豆腐切块状。
2 滚水中加盐和米酒，将虾和豆腐汆烫。
3 滚水中放入大虾、豆腐、米酒、姜片、葱段，以大火炖煮，再加盐调味。
4 捞去葱段和姜片，撒上胡椒粉、葱花即可。

适合：哺喂母乳的妈妈

杏仁奶露

材料 · · · · · · · · · · · · · · · ·

去膜杏仁 200 克
鲜奶 150 毫升

调味 · · · · · · · · · · · · · · · ·

白糖 80 克

小常识

杏仁可帮助产后妈妈发奶，也有帮助恢复精神、补养滋润的功效。但要特别注意，在煮的时候一定要记得不停地搅动，以免沾锅底烧焦而有苦味。

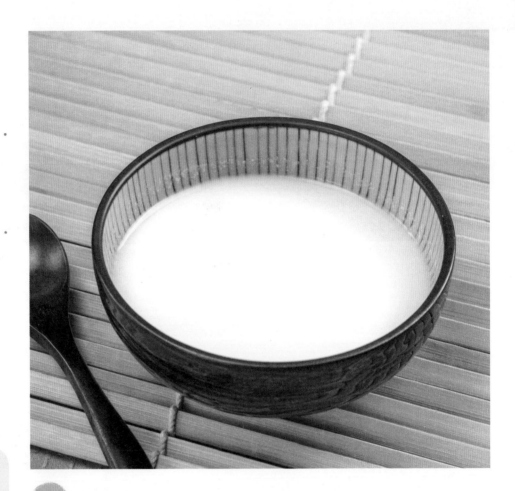

做法

1 将杏仁泡水半日后沥干备用。

2 将泡过水的杏仁和鲜奶放入果汁机，并加 600 毫升水打成汁，滤渣备用。

3 取汁液放入锅中，用小火煮滚，再放入白糖煮至均匀溶解即可。

适合：哺喂母乳的妈妈

哺乳茶

材料

王不留行 5 克　当归 5 克
干木瓜 10 克　枸杞适量
川芎 5 克　　　红枣适量
通草 5 克

小常识

哺乳茶可以预防乳腺阻塞，畅通乳腺，有助于乳汁的分泌，适合缺乳以及乳腺不畅的产妇饮用。哺乳茶的配方有很多种，妈妈可以搭配适合自己的。

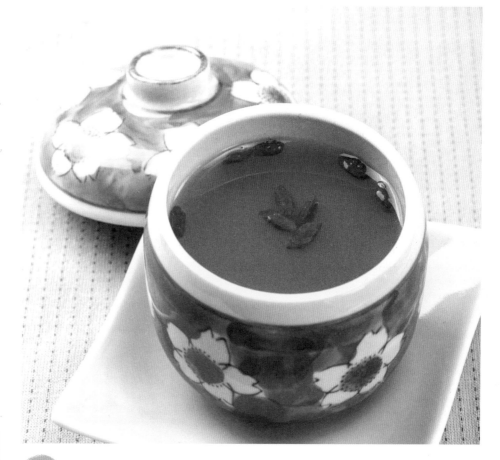

做法

1 将所有药材放在流动的水下冲洗 5 分钟。

2 将药材用纱布袋包起来，放入砂锅中，加 1000 毫升的水，煮滚后盖上锅盖，约煮 30 分钟，至药汁剩下 1/2 时，倒出药汁，即可饮用。

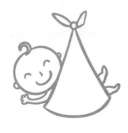

产后常见症状的食疗

产后身体元气受损，机能变弱，再加上分娩的疲劳造成抵抗力下降，要格外注意身体的补养。本节特别收录产后常见症状的食疗与饮食宜忌，舒缓产后不适症状。

产后出血

产妇分娩时，随着胎盘的娩出，一般都有一定量的出血，属于正常现象。但出血量大于500毫升，即为产后血崩。产后24小时以内发生血崩，称为早期产后出血；分娩24小时以后，在产褥期的任何时候发生的，称为晚期产后出血。

产后出血的不良影响

产后出血可能会引起妇科综合征，出现无月经症、不孕等症状。严重的出血会导致产妇贫血和失血性休克，甚至对产妇的生命产生威胁。

产后出血的预防措施

孕期必须做好产前检查，加强保健，改善贫血症状，预防妊娠高血压综合征等并发症。分娩后不要过早按摩或挤压子宫收缩、牵引脐带。分娩后一小时内，注意观察子宫收缩情况和阴道出血量及恶露的排出情况，如果发现出血症状，应及时就医。

产后出血的饮食宜忌

宜吃补益气血的食物，如乌骨鸡、鸡蛋、人参、猪、羊、鱼肉等。忌吃辛辣或寒冷的食物，如辣椒、冬瓜、西瓜、柿子、冰饮等，以免辛温或寒凉留瘀。

产后腹痛

产后2~3天，产妇有腹痛症状即为产后腹痛，中医称为"产后腹痛"，西医称为"产后痛"。本病的发生原因有二，其一为血虚所致，血脱气滞，导致气血运行不畅，气滞而痛，属虚症。另一种为血瘀因素，产后起居不慎，邪气乘虚侵入体内，而致寒凝血瘀之症。

产后腹痛的预防措施

生产时、生产后要注意保暖，预防受寒，预防产时、产后出血。产后密切注意子宫收缩情况。如果经过治疗后仍然腹痛不止，应及时做详细检查与处理。

产后腹痛的饮食宜忌

1.寒性腹痛者

宜吃具有温胃散寒的热性食物，如生姜、葱、胡椒、桂皮、丁香、羊肉、花椒等。忌吃寒凉性生冷饮食，如猕猴桃、西瓜、茭白、螃蟹、柿子、梨子等。

2.热性腹痛者

宜吃绿豆、萝卜、马蹄、柿子、柚子、西瓜、丝瓜、冬瓜、菠菜、苦瓜、豆腐、空心菜等凉性清胃食物。忌吃油腻、煎炸以及辛辣香燥之物。

产后发热

产褥期间，产妇出现发热持续不退或突然高热寒颤，并伴有其他症状的，即为产后发热。如果经过抗菌治疗后仍然无效，则应当注意是否有其他并发症，要及时就医，以便确诊并接受对症治疗。

产后发热的预防措施

首先，做好产前检查及孕期卫生指导，妊娠7个月后严禁房事、盆浴，尽量避免不必要的阴道检查。其次，分娩时尽量保持无菌环境，避免产道损伤及产后出血；有损伤的要及时缝合。居室内空气要清新，但要注意保暖，避免风邪。最后，注意补充营养，多喝水，高热期间应给予流质或半流质饮食，还可进行物理降温。

产后发热的6大类

❶ 感染邪毒：发热恶寒，伴有小腹疼痛，恶露秽臭。
❷ 外感发热：恶寒发热，肢体疼痛，鼻塞、流鼻涕，咳嗽有痰。
❸ 血瘀发热：时寒时热，恶露量少。
❹ 血虚发热：产后失血过多，微热自汗。
❺ 伤食发热：产后伤食，低热起伏，胃脘胀闷。
❻ 乳蒸发热：产后乳房胀痛，乳房结块，乳汁不下，发热不退。

产后发热的饮食宜忌

产后发热病人宜选择清淡而易于消化的流质或半流质食物，以补充消耗的水分，如汤汁、饮料、粥等；宜吃具有清热、生津、滋阴效用的食物；宜吃富含维生素及纤维质的蔬果。在发热期间或热病后期，宜食用白米粥、苹果、柿子、草莓、香菜、水芹、茄子、茭白、菠菜、莴笋、豆浆、竹笋、丝瓜、豆芽菜、藕粉、青菜、白菜、白扁豆、红豆、荸荠、茼蒿等。

气虚发热者应忌吃杨梅、山楂、橘皮、萝卜、苦瓜、茴香等性寒、辛辣之物和破气耗气之品。血虚发热者应忌吃辣椒、蒜、生萝卜、芥菜、薄荷、菊花等生冷、辛辣食物。阴虚发热者应忌吃白酒、肉桂、樱桃、洋葱、羊肉等辛辣温燥的食物。

产后身痛

产妇生产时一般会用力过度，或产褥期间贪凉饮受寒、哺乳姿势不当、兼做许多家务等，都容易引起肩背、腰腿或四肢关节出现酸痛、麻木等现象，这就是中医所称的"产后身痛"或称"产后关节痛"的病症。

产后身痛的症状原因

❶ 血虚：生产过程中与产后失血过多，四肢百骸空虚，经脉关节失于濡养，导致全身酸痛。
❷ 肾虚：肾虚加上分娩时伤了肾气。肾伤则骨伤，所以导致腰身疼痛。
❸ 风寒：产后感染风寒，使全身气血运行不畅，导致身体疼痛。
❹ 血瘀：产后淤血没有排出，在经脉内滞留，或者是产后感染热邪，导致关节经脉瘀阻。

产后身痛的症状表现

❶ 产时、产后失血过多。
❷ 肢体关节酸痛、麻木、恶风畏寒，甚至肿胀。
❸ 检查骨骼关节活动度低，久病不愈者可见关节萎缩、变形。

产后身痛的预防措施

① 保持室内干燥，预防居家寝室阴暗潮湿。
② 注意锻炼身体，增强免疫能力，预防感冒。
③ 忌食生冷、辛辣刺激的食物。
④ 应多卧床休息，避免久坐、久站。

产后身痛的饮食宜忌

宜多吃补益气血的食物，如乌骨鸡、鸡肉、猪蹄、鸡蛋、莲藕、山药、黄芪、当归、党参、猪血、花生、猪瘦肉、山楂、生姜、枸杞、鲫鱼、桂圆、牛奶、猪肝、羊肉、黑豆、红枣、鳝鱼、鹌鹑蛋等。

忌吃寒冷、生冷、辛辣刺激食物，如冬瓜、辣椒、冷饮、柿子、生黄瓜、桂皮、胡椒、丁香等。

产后头痛

头痛是产后常见的问题之一。一般妇女之中有40%，及女性偏头痛患者之中有58%，是在分娩后开始发生偏头痛或偏头痛复发，通常在产后3~6天发作。产后以头痛为主要症状的，即为产后头痛，有的也称为血晕。

产后头痛的症状原因

产后失血过多，气血虚弱，脑部缺血，或者是身体虚弱而感染风寒，寒邪侵脑。产后头痛也有可能是由雌激素浓度突然降低所引发。

产后头痛的预防措施

① 分娩时尽可能缩短产程，预防失血过多。
② 产后注意保暖，预防感冒。
③ 注意睡眠休息的时间。

④ 时常保持愉悦的心情，消除烦恼忧伤。
⑤ 适度的运动能使大脑获得新鲜富含氧分的血液，能达到缓解头痛的作用。
⑥ 适当进食富含营养的食物，促使身体康复。
⑦ 轻柔的穴道按摩有助于舒缓头痛。
⑧ 沐浴后头发一定要马上吹干。

产后头痛的饮食宜忌

宜吃补益气血、清热、生津、滋阴的食物，如白米粥、鸡蛋、芹菜、鸡肉、当归、青菜、桃子、核桃、生姜、荷叶、白菊花、苹果、枇杷、橙子、枸杞、莲子、茯苓、豆腐、桂圆、莲藕等。

少吃油腻、黏滞、酸腥食品，如蚌肉、螃蟹、鸭肉、乌梅、葡萄、生萝卜、西瓜、豆芽菜、荔枝、樱桃、胡椒、花椒、辣椒、鹅肉等。

产后便秘

由于分娩时失血伤津、肠道干涩，出现产后饮食正常但大便数日不解或艰涩难以解出、排便时干燥疼痛，即为产后便秘。

产后便秘的症状原因

产妇在分娩前没有休息好，临产时体力消耗过大。

① 分娩后的前几天体力还没有恢复，身体虚弱。
② 产褥期间卧床时间过多，缺乏活动。
③ 分娩时流失了大量血液和体液，尤其是夏季消耗更多。
④ 产后饮食的种类多是汤水或少纤维质食物，有的甚至是无纤维质食物，导致胃肠蠕动缓慢。
⑤ 产后腹壁肌肉松弛，肠道蠕动减弱。
⑥ 产妇的压力太大，心理影响生理。

产后便秘的预防措施

产妇应尽早适当下床活动，以促进肠蠕动；多吃新鲜蔬菜、水果，但绝对不能吃刺激性强及辛辣的食物；最后要养成定时排便的习惯。

产后便秘的饮食宜忌

多吃、常吃含粗纤维丰富的蔬菜和水果，以及富含B族维生素的食物，以刺激肠壁，使肠道蠕动加快、增强，有利于排便畅通，如红薯、芝麻、香蕉、桑葚、甘蔗、松子仁、韭菜、萝卜、菠菜、土豆、芋头、海蜇、蜂蜜、当归、决明子、南瓜、猪肉、牛奶、海参、苹果、梨、无花果、菜薹、何首乌、燕麦、猪大肠、杨梅、茼蒿、青菜、海带、香菇等。

少吃辛辣温燥的刺激性食物及爆炒煎炸、伤阴助火、收敛酸涩的食物，如莲子、板栗、芡实、高粱、大蒜、辣椒、茴香、花椒、炒花生、黄豆、爆米花等。

产后腹泻

女性产后出现大便溏软或像水一样的症状，即为产后腹泻。产褥期饮食失去节制或受寒湿、热湿，脾胃受到影响或平时脾肾虚弱、产劳伤气、脾胃久结伤肾，就易导致产后腹泻。

产后腹泻的预防措施

产后应吃适量容易消化的清淡食物，等产妇体力恢复、食欲好转时，才能吃富含营养素的食物。同时要注意饮食卫生，不吃过于寒凉或辛辣的食物。产妇还要注意锻炼身体，增强体质，预防受寒。对于脾胃虚寒的产妇，应及时采用温补脾胃的食物进行调理。

产后腹泻的饮食宜忌

无论急性腹泻或是慢性腹泻，都应尽快查明病因，针对病因积极治疗。同时，注意饮食宜忌，区别食物类型对症调理。

❶ 风寒型腹泻者：宜吃温中散寒、祛风化湿的食物。忌吃生冷、油腻、性寒之物。

❷ 湿热（暑湿）型腹泻者：宜吃清热、化湿之物。忌吃黏稠、油腻食物。

❸ 伤食型腹泻者：宜吃清淡之物。忌吃荤腥、油腻、辛辣、燥热的食物。

❹ 脾虚型腹泻者：宜吃补气健脾食物。忌吃生冷、伤胃、耗损元气的食物。

❺ 阴虚型腹泻者：宜吃热性食物。忌食寒性食物。

❻ 肝脾失调型腹泻者：宜吃健脾之物。忌吃荤腥、油腻的食物。

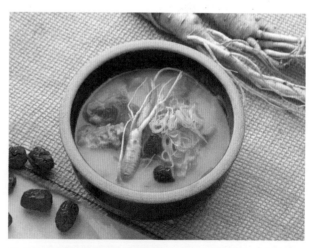

⬆ 产后的饮食调养十分重要，千万不要误信不可靠的传言或错误观念而随意进补。

适合：产后出血的妈妈

芝麻核桃
花生粥

材料 · · · · · · · · · · · · · · · · · ·

核桃仁 40 克
黑芝麻 10 克
花生 50 克
白米粥 150 克

调味 · · · · · · · · · · · · · · · · · ·

冰糖 15 克

小常识

黑芝麻中的维生素E非常
丰富，可延缓衰老，润五
脏、强筋骨、益气力，可
滋补肝肾、润养脾肺，对
于产后血气不足，也很有
助益。

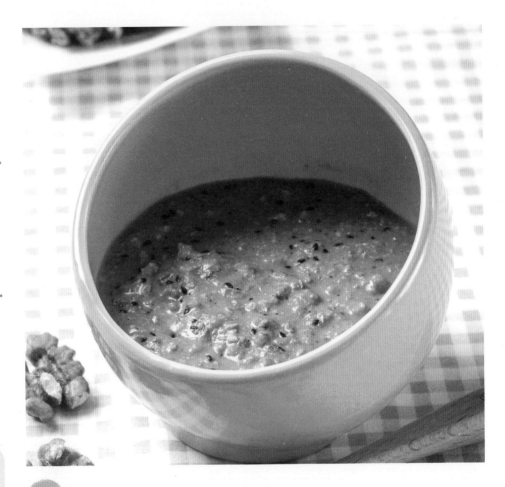

做法

1 煮一锅热水，加入冰糖拌至融化，再加入白米粥。

2 将核桃仁、黑芝麻、花生放入搅拌机打碎，再放入白米粥中。

3 等汤汁滚后，盖上锅盖，炖煮约 20 分钟即可。

适合：产后出血的妈妈

虫草
乌骨鸡汤

材料

乌骨鸡半只　　枸杞 5 克
冬虫夏草 5 克　干香菇 6 朵
白参须 5 克　　红枣 5 颗
淫羊藿 5 克　　葱段适量
黄芪 10 克　　姜片适量

调味

绍兴酒适量
盐适量

小常识

乌骨鸡含有完整性蛋白质以及维生素和各种矿物质，铁质含量较其他鸡肉高，可改善缺铁性贫血症，很适合产后失血的妈妈用来补充营养。

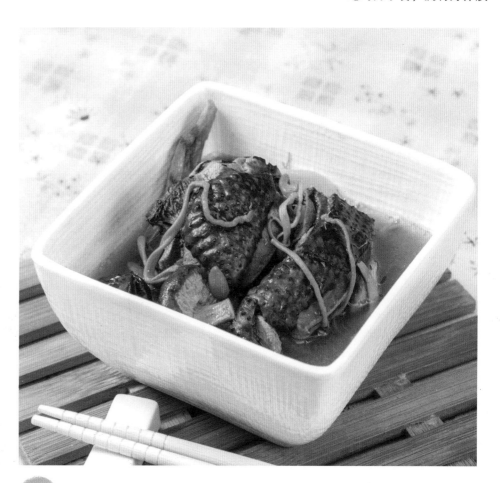

做法

1 香菇泡水备用；将淫羊藿洗净、沥干，装入纱布袋。
2 乌骨鸡洗净，氽烫后捞出备用。
3 将鸡肉、淫羊藿、香菇、冬虫夏草、红枣、枸杞、葱段、姜片、白参须、黄芪放入砂锅中，再放入绍兴酒，以中小火炖煮 45 分钟。
4 捞出纱布袋，加盐调味即可。

扫一扫！

适合：产后腹痛的妈妈

枸杞生姜排骨汤

材料 · · · · · · · · · · · · · · · ·

排骨 180 克　　姜片 10 克
土豆 100 克　　葱段 10 克
枸杞 5 克

调味 · · · · · · · · · · · · · · · ·

盐适量
绍兴酒适量

小常识

生姜可以温经散寒，妇女产后因淤血及失血过多而致腹痛者，均可用之。但要注意若是热性腹痛者，则要避免食用，可改食绿豆、冬瓜等食材。

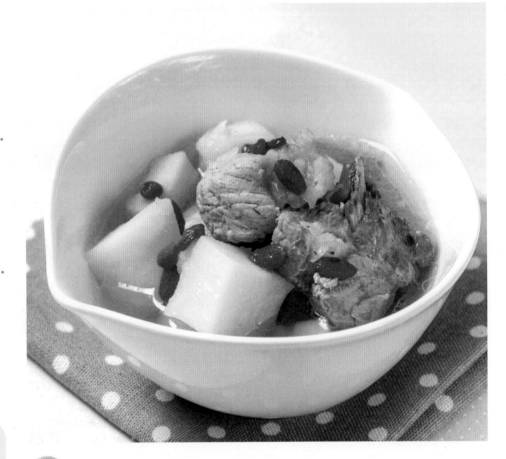

做法

1 枸杞洗净；土豆去皮，切块；排骨切块。

2 将排骨放入滚水中汆烫，去除血水，捞出备用。

3 将所有食材放入砂锅，加适量水，待汤滚后加绍兴酒，盖上锅盖，用小火炖 45 分钟，起锅前加盐调味即可。

适合：产后发热的妈妈

百合薏仁粥

材料

薏仁 50 克
小麦 30 克
干百合 5 克

调味

冰糖适量

小常识

鲜百合颜色较白，洗净之后就能煮了。干百合保存时间较长，颜色偏黄，煮之前要用水泡软，较容易煮透，吃起来也比较没有苦味。

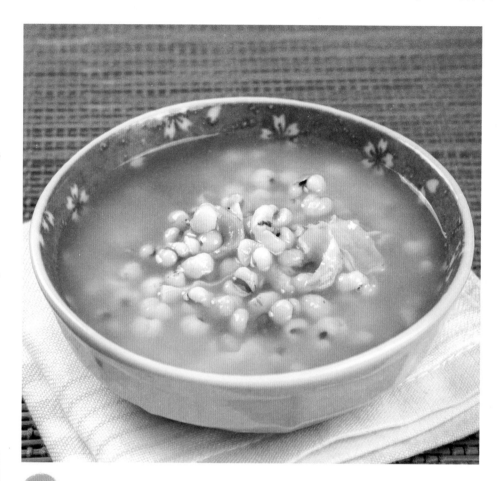

做法

1 将薏仁、小麦洗净，薏仁泡水一夜，百合用温水浸泡 15 分钟。

2 滚水锅中放入薏仁煮滚，转小火煮 10 分钟，放入小麦，再煮 20 分钟，接着放入百合煮至黏稠，最后加入冰糖调味即可。

适合：产后身痛的妈妈

薏仁鸡

材料

鸡肉块 150 克
薏仁 50 克
姜片 15 克
葱段 20 克

调味

绍兴酒适量
盐适量

小常识

薏仁含有麦角醇，可促进子宫收缩，促进恶露的排出，还利尿、消水肿，更能缓解产后身体酸痛的症状，因此产后妈妈可以多多食用。

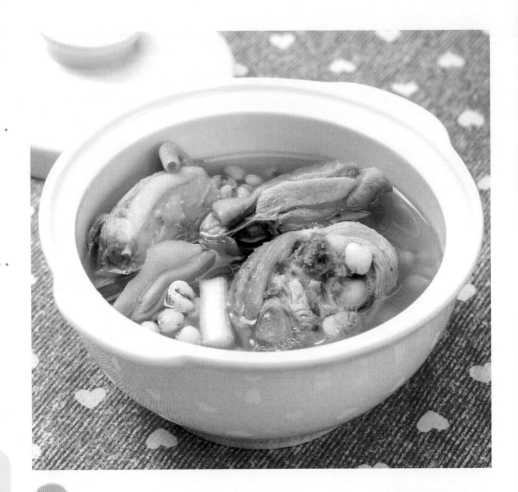

做法

1 鸡肉块用清水煮熟，捞出，放在砂锅中。

2 薏仁洗净，用温水泡软后捞出，放在鸡肉上；添加水、盐、绍兴酒煮滚，捞去浮沫；放入姜片，再炖煮 40 分钟，起锅前加入葱段即可。

扫一扫！

适合：产后头痛的妈妈

白果
桂花羹

材料 ‥‥‥‥‥‥‥‥

白果肉 100 克
糖桂花 5 克

调味 ‥‥‥‥‥‥‥‥

白糖适量
水淀粉适量

小常识

这道甜品能帮助排出恶
露、解除口干舌燥、胀
气、头痛等症状。但要注
意白果生食有毒，经炒、
加热后，毒性会减弱，但
仍不可多食。

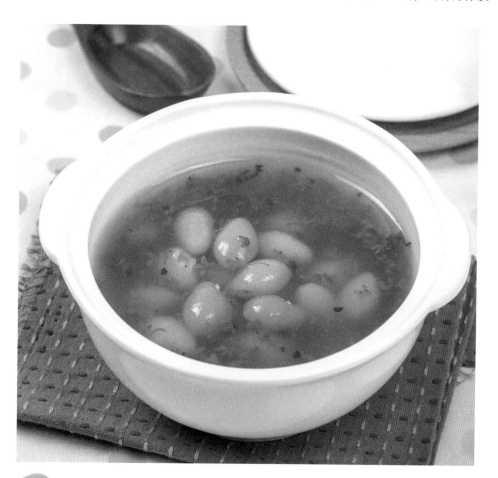

做法

1 将白果肉放入清水中煮 10 分钟，捞出后洗净、沥干。
2 在滚水中放入白糖和白果肉，煮滚后捞去浮沫，放入糖桂花，
　用水淀粉勾芡即可。

适合：产后便秘的妈妈

猕猴桃优格

材料 · · · · · · · · · · · · · · · ·

猕猴桃 1 个
全脂牛奶 600 毫升
原味优酪乳 200 克

小常识

很多人觉得优格要早上吃，其实早餐后吃优格，容易让有益乳酸菌跟着粪便离开身体。睡前吃会让隔天起床更有便意，还有安定精神与美肌的作用。

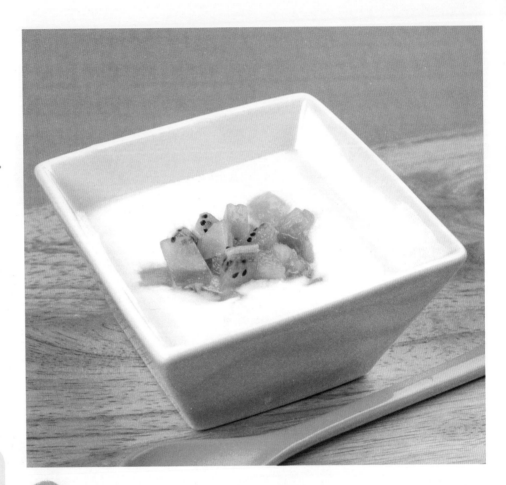

做法

1 将优酪乳放在室温下回温；猕猴桃洗净、去皮，切成丁。

2 将优酪乳、牛奶放入内锅中，搅拌均匀，盖上内锅盖，外锅不加水，将内锅放进预热好的电锅中，盖上锅盖，用筷子隔出一个小缝隙，保温 8 小时。

3 取出凝固的优格，放进冰箱冷藏 4 小时。

4 取出冷藏好的优格，撒上猕猴桃丁即可食用。

适合：产后腹泻的妈妈

香蕉百合银耳汤

材料 . . . .

干银耳 15 克
鲜百合 60 克
香蕉 200 克
枸杞 5 克

调味 . . . .

冰糖适量

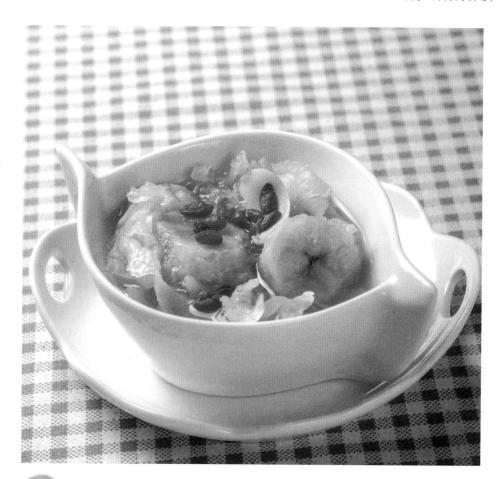

小常识

偏绿的香蕉含有鞣酸，这是存在于植物体内的多元酚类化合物，具有抑菌与收敛性，可以将粪便结成硬的粪便，能舒缓腹泻引起的症状。

做法

1 干银耳泡水 2 小时，去除老蒂和杂质后，撕成小朵。

2 百合洗净，泡水，去老蒂。

3 香蕉去皮，切片。

4 将所有食材放入碗中，加入冰糖，蒸半小时即可。

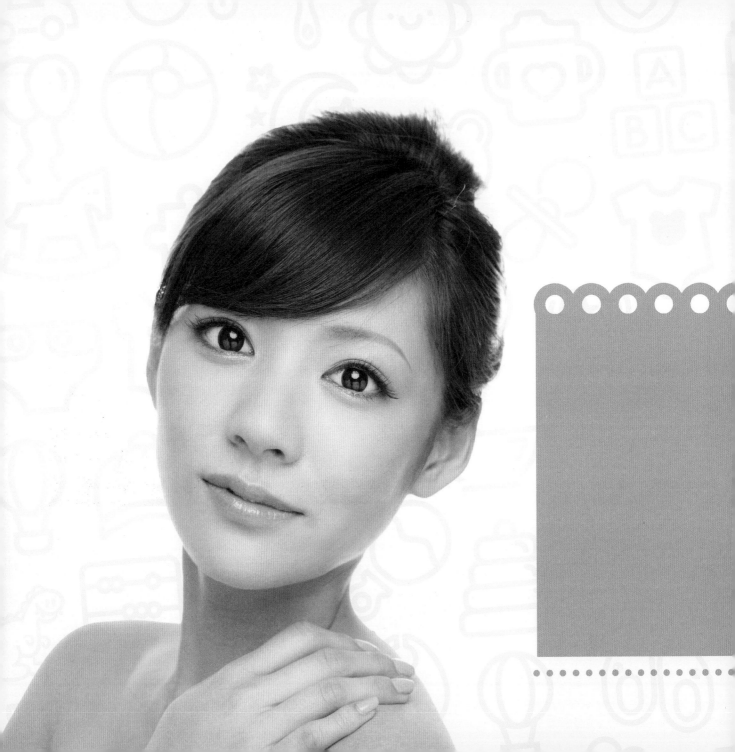

Part 5
跟着动一动，产后更美丽

产后妈妈会因为营养过剩而导致脂肪的堆积，过多的脂肪不仅影响体重，影响美观，还会给身体带来负担，引发一些疾病，因此重塑完美身型，是产后女性的必做功课之一。饮食只能调整一部分的身体机能，并提供身体所需要的营养，真正想要拥有健美且苗条的身型，运动是最佳的方式。本章除了介绍产后的瘦身饮食及运动外，还另外介绍产后皮肤的保养，不要只保养脸部皮肤，其他部位的皮肤保养也很重要，让妈妈里里外外都健康漂亮，产后比产前更加美丽！

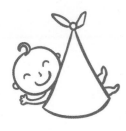

产后瘦身的正确观念

产后瘦身要根据每个人的身体状况来制订计划。产后女性要了解自身情况，并掌握贴身的瘦身方法。

产后忌过早瘦身

通常女性妊娠时比妊娠前增加10～15千克，分娩后比妊娠前增加5千克。这些重量主要来自于乳房、子宫的增大，以及腰腹、腿部和臀部堆积的脂肪，一般产后42天就会逐渐消失。所以产后女性不要过早节食，否则会影响自身的营养摄取，造成宝宝营养不良。

另外，产后女性也不宜过早实施瘦身运动。因为太早进行运动会增加负压，使盆腔内的韧带、肌肉受到压力，加剧松弛状态，导致子宫下坠脱垂，膀胱尿失禁和便秘等症状。这些症状初期不明显，会在多年后显现。

产后瘦身运动最好在产后7～10天后进行，切忌急功近利，最好是循序渐进，从简单的臀部上提、收缩肛门逐渐发展到仰卧起坐等运动，每天运动1～3次，每次3～10分钟即可。

剖宫产产妇瘦身注意事项

剖宫产产妇在卧床休息后，如果没有任何并发症，可在拔掉尿管、排气之后开始做呼吸运动和四肢运动，如胸式呼吸，上肢的扩胸、开合、张开等。另外，在家人的帮助下多翻身，最好每4小时左右翻身1次，以防止术后肠粘连。

正常进食后可下床活动，并且开始做腹式呼吸练习，做收缩肛门、憋尿等骨盆底肌肉及提肛门锻炼，在床上做一些仰卧举腿、屈腿、脚踏车式等活动，千万不要做使腹肌强烈收缩的动作。

5～7天拆线后如果没有感染，体温正常，伤口无明显疼痛时，可开始在家人的帮助下做些腹部锻炼，如仰卧抬头收缩腹部。锻炼时用束腹带保护为好，千万少做或不做增加腹压的动作。

产后瘦身的错误认知

瘦身有许多方法，有些方法有效，有些方法反而会造成损害。产后妈妈需要了解瘦身方法，并掌握正确的瘦身方法，避免走进瘦身的错误认知中。要注意，瘦身是为了保持完美健康的身型，瘦骨嶙峋不是美。所以瘦身不可过度，要掌握其中的分寸，健康亮丽充满活力才是瘦身的主要目的。那么，关于产后瘦身究竟有哪些错误认知呢？

1.哺乳期瘦身

喂母乳本身就可以帮助产后妈妈瘦身。在哺乳过程中，宝宝刺激乳房分泌催乳素。催乳素加快乳汁分泌，促进新陈代谢，消耗妊娠时体内堆积的脂肪，达到瘦身效果。如果在哺乳的时候，进行节食和运动，反而无法分泌乳汁消耗脂肪。

2.便秘时瘦身

由于身体水分流失和肠胃失调引发便秘的时候，不要进行瘦身，否则病情会加重，对身体也不好。产后妈妈要多吃富含纤维素的蔬菜水果，补充大量水分，便秘痊愈后，再进行瘦身。

3.贫血时瘦身

如果产后出现贫血症状的话，不要开始瘦身，否则会造成营养不良，进而影响乳汁分泌，不利于婴儿的健康，也可能加重贫血症状。另外，可以多吃含铁丰富的食物，如菠菜、鱼肉、动物肝脏等，能帮助治疗贫血。

良好的习惯也能瘦身

不良的习惯和姿势会造成肌肉松弛，脂肪堆积，皮肤暗沉。那么反过来，良好的习惯和姿势，就能紧致肌肤，紧实肌肉，让皮肤光滑亮泽。

不良的坐姿不仅会导致腰腹部赘肉累积，还会影响脊椎骨骼的形状，诱发一些病症；不良的站姿不仅会影响脊椎骨骼的形状，还会对产后女性的盆骨、腿部骨骼和肌肉等部位产生影响。所以，为了自身的健康，请保持良好的姿势和日常生活习惯。良好的习惯会通过产后女性的言传身教让宝宝也予以保持。

1.合身衣裤瘦腰腹

合身贴身的衣物能够让人在不知不觉中挺胸收腹，隐藏自己凸出的小腹。腹部脂肪堆积过多的产后女性，不要选择遮掩腹部曲线的束腰长款上衣，显示腰部曲线的衣服会挤压腹部赘肉。另外，产后女性会为了掩饰腰腹部的赘肉而尽力收紧腰腹，这样也可达到锻炼腰腹部肌肉的目的。

2.养成收紧下巴的习惯

许多妈妈习惯将下巴向前移，这会引起头部和颈部血液循环不畅，出现头痛肩酸的症状。如果能注意保持收紧下巴，头部和颈部就会保持完美曲线，背部肌肉和肩胛骨就能打开，保持身形优美。

3.注意个人卫生，越洗越苗条

沐浴时先躺在浴缸中，双手扶住浴缸两侧，双脚伸直，腹部肌肉用力，臀部抬起放下，重复15次。泡澡后可改为淋浴，采用沐浴方式的时候，用手指沿肚脐方向顺时针按摩15～20次。

淋浴时用水压和手指等按摩肩部穴位30多次，能够收缩血管，促进新陈代谢。沐浴的时间最好控制在1小时内，水温保持在38℃左右，隔日一次，这样就能彻底清洁又兼顾到美容效果。

4.活动一下手，告别"鼠标手"

你是否感到食指和中指微微疼痛？手指尖肌肉有麻木感？双手也开始没什么力气？当以上症状出现的时候，就要注意了，这可能是患上了"鼠标手"！"鼠标手"又叫做"腕隧道症候群"，主要是人体手部神经在手腕进入手掌的时候，受到压迫导致的病症。产后妈妈要防治"鼠标手"，可以按照以下方法进行锻炼：

❶端坐在椅子上，双肩放松，右手拿一个水瓶，收紧腹部肌肉，挺直腰背。

❷右前臂放在右侧大腿，掌心向下，手腕放在膝盖上，放松腕部。

❸吐气，腕部用力上抬，右前臂向前运动将水瓶举起；吸气，恢复开始姿势。

❹重复8～12次，每次保持30秒，换臂练习。

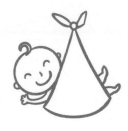

动起来！一起变辣妈

饮食只能调整一部分的身体机能，并提供身体所需要的营养，真正想要拥有健美且苗条的身型，运动是最佳的方式。

产后瘦身原则

无论你采取哪一种瘦身方法，都要坚持科学的训练方法，并长时间地坚持下去，才能收到好的效果。首先要根据自己的身体特征，选择适合自身体质的瘦身方法，才是最重要的。制订产后瘦身的运动计划，主要遵循以下3项原则：

1.避免剧烈运动

运动能有助于快速消耗热量，消除脂肪，但是这并不适合产后女性。产后女性身体较为虚弱，剧烈运动容易造成过度疲劳，损害健康。另外，剧烈运动还会影响子宫的恢复，严重的话更会影响分娩手术创口的愈合。

2.持之以恒的运动

轻、中度的有氧运动包括慢跑、快走、游泳、登山、踩脚踏车、有氧体操等。一般持续运动30分钟以上就能看到极佳的燃脂效果。所以选择有氧运动的妈妈一定要持之以恒，才能达到完美的效果。

3.不能半途而废

健身计划的执行不能半途而废，坚定的信念是脂肪的强敌。不能偶尔懒怠而暂停瘦身减肥，也不能因为急于成功而每天进行高强度的运动锻炼。平和心态，坚定信念才能完成瘦身计划。

产后瘦身秘诀

只要坚持不懈，就能帮助产后妈妈完美瘦身。除此之外，还应该从日常生活习惯、情绪调节等方面着手，施行一些辅助措施。

1.膳食搭配

合理的膳食搭配能够均衡营养，蔬菜和水果能够帮助补充维生素、纤维素等营养素，而肉食类能够补充丰富的蛋白质。因此，我们日常的饮食要注意荤素合理搭配，身体所需要的各种营养齐全，才能支持各种瘦身运动，帮助身体恢复各项机能。

2.保持排泄顺畅

便秘会导致身体新陈代谢紊乱，并造成腹部脂肪堆积，产生会被身体吸收的毒素，所以保持排便顺畅很重要。为了保证排泄顺畅，建议每日摄取2000～3000毫升的水分，进食足量的蔬菜和水果。

3.愉快心情能瘦身

心情愉快能帮助生理反应健康正常，能让产后妈妈抑制暴饮暴食的坏习惯，成就瘦身的事业。

4.科学咨询合理运用

在瘦身过程中，得到专业科学的瘦身建议并合理运用，能使瘦身事半功倍，轻松许多。

运动是恢复身材的法宝

很多产后女性会采取节食、减肥药等不良减肥方法，这样不仅伤害自身，还会造成宝宝营养不良。要知道，只有你健康，宝宝才会健康可爱。而瘦身的最佳方式，除了运动结合健康饮食，没有其他的绝招。

1.运动能减轻精神压力

妊娠时由于激素变化，身体会出现水肿、肥胖。分娩后为了照顾宝宝，产后女性会出现不良情绪、精神压力紧张的状况。而运动会分泌内啡肽、多巴胺等兴奋激素，能有效减轻产后女性的精神紧张和不良情绪。

2.运动能缓解疼痛

分娩后会出现血栓静脉炎、产后疼痛、失禁等生理问题，还会出现背痛、关节痛等疼痛症状。运动能有效减缓产后疼痛的症状，以及功能失调等问题，帮助骨盆韧带恢复，以及腹部和骨盆肌肉群功能的恢复。

Tips

坐月子期间运动要注意

坐月子期间不可一次运动过久，每次运动以5分钟为宜，每天1次，要从简单和缓的运动开始，不可以一开始就剧烈地运动，否则伤口很容易裂开，反而得不偿失。运动前一定要保证肠道和膀胱清空，并且要事先暖身，更要补充足够的水分。如果是哺乳期运动，则要在喂奶后进行运动。在运动期间如果感到疼痛，就要立刻停止运动，避免拉伤。

简单和缓的产后运动法

刚刚结束分娩的女性，可以选择简单的产后运动法，时间不需要太长。简易的产后运动能够舒展筋骨，为日后耗能较大的瘦身运动打下基础。

1.俯卧锻炼运动

❶ 运动目的：主要是帮助子宫恢复孕前位置。

❷ 运动方法：平躺，双膝屈起，双手放腹部。收缩臀部并将后背紧贴床面。放松。

2.盆腔练习运动

❶ 运动目的：促进盆腔部位的恢复，避免小腹脂肪堆积。

❷ 运动方法：平卧，一腿弯曲，一腿伸直，足跟尽量向前拉伸，再放松，向前拉伸。换腿反复做。

3.蜷腿前伸运动

❶ 运动目的：防止踝关节和足部肿胀。

❷ 运动方法：平卧后，将腿部蜷缩，再伸展，或者站立位，上下抬腿踏步。

4.云端漫步

饭后4～5分钟，调整心情，在平地或者坡地慢慢散步40分钟，心情放松犹如在云端，每分钟60～70步。如果想要瘦身效果更明显，时间可延长为1～3小时。

5.水中慢跑

产后女性每周1～2次在水中进行慢跑，瘦身效果非常明显。水的密度和导热功能比空气更高，水中慢跑耗能比陆地上更多，但是水能够平均分配身体的负担。水中慢跑能避免汗液蒸发后皮肤干燥，能够帮助产后妈妈紧致肌肤，是最好的瘦身运动。

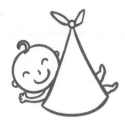

细腰、美腿完全养成法

纤细的腰肢和瘦长而笔直的美腿是每一个女性想要拥有的，只要严格按照科学的瘦身方式进行运动，你就能拥有细腰、美腿！

想拥有美腿，就这样做

妊娠期间由于腿部静脉曲张和水肿，可能使小腿变得粗壮，该怎么做才能重新拥有美腿呢？

1.正确饮食能瘦腿

产后女性的饮食结构以淀粉和糖分居多，要改善饮食结构，多吃富含纤维素和维生素的低糖食物。搭配合理的饮食，能够防止身体摄取过多高糖、淀粉，进而达到瘦身、瘦腿的效果。不要认为想消除腿部水肿就要少喝水，多喝水反而能帮助新陈代谢，加速瘦腿效果。

2.改善日常生活姿势

姿势不良会影响血液循环不顺畅。产后女性长时间维持不良站姿或坐姿，很容易导致身材变形。所以产后女性每隔1小时就要活动一下身体，舒展四肢，拍打身体各个部位帮助血液循环。跷二郎腿等不良姿势要尽量少做，保持抬头挺胸收腹的正确姿势，能够保持身形完美，塑造美丽长腿。

3.简易美腿操

❶单腿站立，另一条腿抬起贴住墙面，大腿和小腿呈90度，每日坚持15~20分钟。然后换腿。

❷平躺，双手放在两侧，双腿合拢慢慢往上抬，和床面呈30度，保持5秒钟再放松。每天练习10次。

重塑美腿的妙招

1.外力挤压法

产后女性不能过早地剧烈运动，可以采用弹力绷带或弹力套袜来帮助压迫下肢静脉，迫使血液回流入心脏，能够消除和减轻下肢肿胀的症状。

2.运动健美法

以下两节操适合自然分娩的妈妈。

❶坐在地上，下肢伸直，腰部挺直，手臂放在身后，伸直并支撑地面。吸气，脚尖往上翘，呼气，脚尖伸直。

❷仰卧，下肢伸直分开，双臂放在身体两侧，吸气，左脚伸直与身体呈90度，足尖翘起。双脚交替进行。

Tips

美腿计量办法

小腿长度 > 26.3% × 身高；小腿最大圆周 ≈ 3/4 × 小腿长度；小腿上围 = 最大圆周；小腿中围 =（上围 + 下围）÷ 2；下围 = 63% × 上围。例如，身高160厘米的产后女性，最佳美腿比例为：小腿长度约为42厘米，最大圆周为32厘米，上围32厘米，中围26.5厘米，下围20厘米。

办公室里的瘦腿法

上班族妈妈们在办公室里可以利用办公椅子来进行瘦腿，既方便又实用简单，是上班族妈妈可以掌握的方法，千万不能忽视。不妨来看看我们为你推荐的办公室减肥小妙招。

❶ 坐在办公椅子上，两手扶住椅子，固定好身体，伸直抬起一条腿，保持30秒。换腿，重复以上动作。要注意，伸直膝盖的同时，不要挪动膝盖的位置。

❷ 坐在办公椅上挺胸，交叉两腿，脚尖着地，上腿下压，下腿上顶，用力并保持30秒。双腿互换位置，重复以上动作。一日2~3次即可。

❸ 椅子摆放在身体前方，左手自然垂下，挺胸收腹。右手抓住椅背，右脚抬起，单腿站立。吐气，抬起右脚跟，吸气，放下右脚跟。换腿后重复以上动作，重复10次即可。

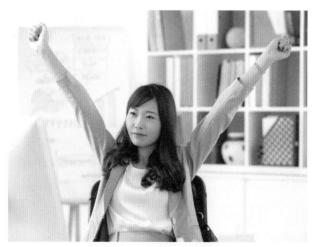

⬆ 经常坐办公室的上班族妈妈，如果想要瘦身，就要懂得利用时间，随时抽空做一些在办公室内就能做的小运动。

一起走出小蛮腰

大步向前走，能够让腰肢纤细，体态轻盈，你相信吗？大步走其实是最简单的瘦腰运动。这种瘦腰方式不仅能在晚饭后进行，室外和室内也都可以进行。要注意的是，前进大步走的时候，不要平放整个脚掌，而是以脚尖——脚心——脚跟的顺序着地，或者相反的方式，这样走路能够拉紧下半身的肌肉，完美腰腿曲线。

1.室内大步走

大步走的时候，脚尖前伸，用小腹的力量减弱腿部力量，收紧小腹自然挺胸，然后让整个脚掌都落地。

2.室外大步走

收腹挺胸，抬头缩臀，大步前进，大幅度甩动双手。适合上下班途中和傍晚散步的时候，能够收紧腰部和臂部的肌肉，让人充满活力，神气十足。

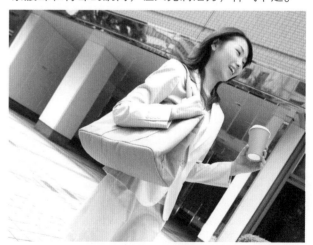

⬆ 正确的走路姿势，不但可以瘦腰、瘦腿、瘦屁股，还能矫正弯腰驼背的不良习惯，只要走走路就能轻松拥有好身材。

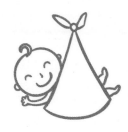

轻松打造美胸、翘臀

分娩后，你是否觉得自己的胸部更大了，但同时又有胸部下垂的感觉？臀部也比以前更有肉感，却松垮垮的？如果出现这些情况，可要小心了！

3招就能让你的胸更美

美胸、健胸不是一天就可以达到的，需要坚持不懈地努力，3招美胸方法，只要能严格执行计划，就能拥有傲人的胸部。

1.产后美胸运动

简单的扩胸运动能够帮助锻炼胸部肌肉和乳房。最好在产后6个月时开始实施健胸计划。运动不要太过激烈，循序渐进由轻至重。产后女性要注意，健胸锻炼要在哺乳后开始，锻炼前还要大量喝水，以防止脱水。

2.禁止节食减肥

合理的饮食搭配，足够的营养才能保证机体的正常运转，一味的节食减肥会导致乳房的脂肪组织缩小。饮食里要有足够的B族维生素，它能够刺激体内合成雌激素，让产后女性的胸部坚挺美丽。

3.按摩丰胸很重要

每日早晚各按摩乳房5~10分钟，一个月后就能看到明显的效果。

❶仰卧，由乳房周围向乳头旋转按摩，先按顺时针，后按逆时针方向。

❷双手手指包住整个乳房，进行按压，每次3秒。

❸双手从乳沟往下按压；双乳间用"8"字按摩法。

产后美臀运动

1.虎形操

四肢着地，抬起右腿保持平衡，抬头向前看，反复4次，换一侧重复上述动作。

2.收缩操

交替收缩、放松臀部肌肉，1分钟内重复30~40次，能有效紧致臀部肌肉。

3.美臀操

俯卧，头部放在交叉的双臂上，缓缓放松，吸气，右腿伸直抬高，足尖尽量下压，臀部不能离地，保持数秒，吐气缓缓放下。重复20次后，换腿。每日1次。

Tips

少钠多钾可打造完美靓臀

身体缺乏钾元素的时候，细胞代谢会产生障碍，淋巴循环减慢，囤积的水分和废物在下半身累积，造成臀部臃肿。所以，富含钾元素的食物能够打造美臀，过多的钠会妨碍钾的吸收，因此，饮食上要少钠多钾。

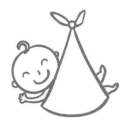

上班族妈妈也能轻松瘦

照顾宝宝、忙于工作，上班族妈妈实在是忙得团团转，而辛苦和疲劳并不能塑造健康完美的身材，该怎么做才能忙里偷闲瘦身呢？

上班族妈妈的最佳瘦身方法

上班族妈妈由于长时间坐办公室，无法进行具体的锻炼，那么该如何在日常生活中进行瘦身呢？

1.保持正确的姿势

无论是行走、坐立还是站立，保持正确的姿势很重要。收紧小腹能够防止肌肉收缩在小腹部位。抬头挺胸能够帮助拉紧腰背部肌肉，扩张胸部曲线，完美塑造优雅身形。

2.利用身边资源瘦身

上班族妈妈们总有许多会议要参与，这时可以做提肛运动。具体操作是：吸气时收缩上提肛门，呼气时自然放松。提肛运动有助于补肾固涩，帮助骨盆血液循环。写作公文时可以用闲置的手揉搓小腹，帮助肠胃活动，促进蠕动，防止便秘和消化不良。打电话的时候，还可以伸展手臂，或用手臂做画圈运动。

Tips

上班瘦身要注意的事

在办公桌上准备一个漂亮的杯子，每日摄取足够的水分，才能促进身体血液循环，消除脂肪。少在外吃饭，外食比自己准备的更油和含更多的脂肪。

上班途中的小运动

1.停车场

为了方便，许多上班族妈妈把车停在离出口最近的位置。其实，如果尽量将车停放在远离出口处，能够在宽大的停车场里多步行几分钟，就能够达到健身的作用哦！步行的时候注意以下方法：

❶ 站直，收腹，放松双肩。

❷ 右脚伸出，踏在地面上，右脚用力向下，身体用力拔高，拉伸臀部和大腿肌肉。

❸ 将左脚踏出，用力向下，身体用力拔高，拉伸肌肉。保持这种步行方式，持续几分钟，就能看到效果。

2.洗手间

洗手和上厕所的时间是私人时间，可以忙里偷闲，进行瘦身运动。

❶ 面朝墙壁，双脚打开，与肩同宽。

❷ 双手扶住墙面，与肩同高。双肘弯曲与胸廓呈菱形状，收腹，保持腰背挺直。

❸ 吸气，进一步弯曲肘部，胸部慢慢地靠近墙面，上身保持挺直。

❹ 吐气，恢复起始动作，反复8～12次，保持1分钟左右。

3.公车

许多上班族妈妈要赶公车或者坐地铁，赶车的路上可以利用拉环、背包和座椅进行一些别人看不出来的健身小运动。

拉环小运动：右手拉住拉环，左手扶住右手臂内侧，右手臂朝身体方向用力，左手反推用力。10秒后，停止动作，感觉手酸的时候可以换手作重复动作。

背包小运动：背包或皮包抱在腹部，腹部内缩，用手压住皮包紧贴腹部，用力保持紧绷状态即可。站立时可用手挤压腹部，坐着时可将背部压向椅背。每一个动作维持6秒，反复3~5次。

4.楼梯

❶循环法：低楼层办公的上班族妈妈可以按循序渐进的原则逐渐增加爬楼梯锻炼的时间。

❷反登法：扶着楼梯，背朝上登梯，这种方法要注意防止摔倒。

❸间歇法：高楼层的上班族妈妈在登梯3分钟后，休息3分钟。再登3分钟，再休息3分钟，时间每次以不超过20分钟为佳。

Tips 健身时要防止受伤

在健身的时候，要以身体最大承受力为标准，如果身体有感觉疼痛或不舒服，就要马上停止健身运动，不要太过用力和拉伸，以防止受伤。此外，在上班途中进行运动时，也要注意安全，不可因为运动而让自己陷入危险之中。

办公室里的小运动

1.锻炼头部

头部用力向下低垂，紧贴胸部，可用双手帮助向前拉伸头部，然后抬起头用力向后仰伸，感觉头部发酸即可。头部用力向一侧弯曲，酸痛时停止，再向另一侧弯曲。头部沿顺时针方向环绕，再沿逆时针方向，可以听到颈椎发出的响声。

2.锻炼肩部

一侧肩部向上耸起，一侧肩部向下垂坠。两侧肩部同时向上耸动。双肩一上一下沿着颈部前后环绕旋转。

3.上身锻炼

坐着，挺直上身，并轮流向左侧和右侧转动，转动到最大程度即可。

4.下身锻炼

坐着，小腿伸直抬起，脚绷直，持续几秒，放下，再抬起。双手握拳，拳眼相对夹在两膝盖之间，两膝从两侧夹紧双拳。

5.办公室里的瘦身操

❶热身运动：左手伸直抬起至肩膀部位。右手向后伸直平衡身体。右腿屈膝抬高，尽量靠近左手。然后换手、换腿重复以上动作。重复100次为佳。

❷办公室瘦身操：站在办公椅子背后，保持一定距离，双腿并拢收紧臀部和腿部肌肉。上半身向前弯曲与地面平行，左右手交叠伸直平放在椅背上，收紧腹部肌肉，拉紧背部肌肉。左腿向后伸直抬起与上半身保持水平，脚绷直，维持10秒，交换腿重复30次。

不要浪费运动的好时机

塞车、等车、收发电子邮件、打电话、午休、加班时，不要说忙得没有时间进行瘦身，其实这些零碎的时间都可以充分利用来进行锻炼，养成随时随地运动一下的好习惯，能够让身形更加完美！但是要注意，不要因为迫切的心情而急功近利，透支体力。循序渐进才是最完美的瘦身原则！

1.腕骨练习

端坐在方向盘前，双肩放松，手臂自然垂落，左肘弯曲，左前臂与大腿平行。放松手腕，手心向上，手指向上。吸气4~5秒，右手放在左手掌心，呼气5~6秒，右手向左手加压。感受腕骨底端和前臂被拉伸。交换手臂后重复以上动作。

2.肩部练习

吐气，双肩努力向上提并靠近耳部，同时收紧上背部、颈部、肩部的肌肉。吐气，放松双肩和其他部位的肌肉。双肩分别在两侧以顺时针的顺序环绕，释放肌肉紧张感。每次练习30秒为宜。

3.揉拿上肢站立

右手手掌放在左肩，捏住肩部肌肉，用手指轻轻提起肌肉，并进行一松一紧的揉捏。从肩部到手腕，力量由轻至重，揉捏10次后，换手、换肩重复以上动作。

4.扩胸举目站立

双手在背后相握，伸直后缓慢向上抬起，胸部自然扩张的时候，举目向上望，每次重复10次。虽然上班族妈妈是坐着看邮件，也可以进行一些小动作来舒展肩部和胸部，使精力充沛，身形更完美。

❶ 端坐，放松双肩，手臂放在身体两侧，相握于背部下端。收紧腹部，保持背部挺直，吸气。吐气时将双肩向背后夹紧，双手向后抬，拉伸胸廓和双肩保持30秒，重复5~10次。

❷ 左手握住右手腕提高到胸前，两手互相推动并提高至头部，再返回放松，重复5次后交换手臂，每次20下。

❸ 双手合十放在胸前，垂直向上，伸过头顶再回到胸前。重复几次后，可向左右作平移运动。再重复几次，总共做5分钟，才能有效紧致肩背手臂的肌肉。

午休减肥时间

午休时间主要从调整饮食和运动入手：早餐要营养，足够提供所需能量，11点左右可以用饼干、巧克力等小食品加餐。中午12点~13点进行有氧锻炼，休息半小时后，再进餐至八成饱。

加班时宜做一做瘦腹运动

辛苦加班的上班族妈妈，可以趁办公室人少的时候，做一些小动作帮助减轻肚子的重量，消除脂肪堆积。

❶ 坐定，双腿分开，双手打开成"七"字，上身向一侧横移90度，还原，换边重复。

❷ 坐姿，小臂在后支撑住身体，双脚伸直，开始做蹬车动作。

❸ 一腿跪地，一腿伸直，向一侧拉伸腰部线条。

❹ 平躺，用力抬起上身，用左肘部尽量靠近右膝盖，然后交换，用右肘部尽量靠近左膝盖。

❺ 平躺，腿部与上身同时用力起身，双手抓住脚踝，坚持5秒钟。

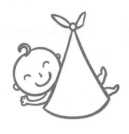

拥有Q弹滑嫩的肌肤

健康的女性才能拥有健康的肌肤。所以产后妈妈一定要了解护肤的各项基本原则，对自己的健康负责。

护理肌肤要从心开始，年轻的心态才能造就年轻的肌肤，而年轻的肌肤才能展现出健康的美。当你掌握正确的护肤原则和方法就能知道，除了使用各种护肤产品和化妆品，纯天然的食物、充足的水分、良好的睡眠，以及合理的运动都能让产后妈妈拥有光洁如玉的肌肤。

产后的皮肤问题

1.恼人的痘痘

产后女性的嘴唇周围容易产生痘痘，这些痘痘又红又肿，还隐隐作痛非常恼人。这些痘痘与肠胃功能紊乱、情绪压力过大和内分泌失调息息相关。

2.难看的妊娠纹

妊娠纹是每一个产后妈妈必然遇到的皮肤问题。女性在妊娠时期，因子宫变大而大幅度拉扯皮肤表皮真皮，脂肪也因此受到压力而断裂，这种情况在肌肤上留下的就是妊娠纹。妊娠纹的位置主要在肚腹处，也有在胸部、臀部、腿部出现的。妊娠纹颜色较深，十分影响美观，要消除是需要下一番功夫的。

3.皮肤出现斑点

因为产后女性体内的激素分泌发生变化，开始逐渐长出一些黄褐色的斑点，这和雀斑、晒斑不同，斑点成片出现在额头、下巴和颧骨上，这可是美丽肌肤的大敌，一定要予以重视并及时消除。

产后护肤原则

产后正是女性追求完美肤质的最佳时期，把握好关键性的护肤原则，就能让肌肤焕发光泽。无论你是属于哪一种肤质，都要重视护肤的原则。

1.保持愉快的心情

心情不愉快的时候，皮肤也会失去光泽。如果用化妆品遮盖，会对宝宝的健康造成损害。积极锻炼身体，用健康和快乐来润泽肌肤，会有意想不到的收获。

2.补血养颜很重要

贫血的女性会出现头昏、失眠多梦、记忆力减退、脸色苍白、肤色暗沉干燥、过早出现皱纹以及色素沉淀等。所以，养气补血是非常重要的，而当归、益母草、木耳、红枣、黄芪、乌骨鸡等都是补血佳品。血气充足的女性才会姿容艳丽，肤色光泽红润。

3.重视清洁肠道

要保养肌肤就要重视清洁肠道。保证体内有充足的水分，多吃蔬果杂粮，适当运动和锻炼，均衡营养，生活规律，就能清除堆积的宿便，让肌肤焕发亮泽光彩。

4.选择适合自己肤质的护肤产品

选择合适的护肤产品很重要。试想，如果油性肌肤使用了干性肌肤的护肤产品，很可能出油更严重。针对不同肌肤，大部分护肤品牌都有相应产品，所以这一点大部分产后女性倒不用担心。

5.保养步骤和方法一定要正确

清洗、轻拍、涂抹，每个步骤都要仔细，动作要轻柔，不要大力，以免损伤肌肤。还要注意，日用护肤产品和夜用护肤产品要分开使用，更能发挥作用。

6.注意补水和保湿

不论何种肤质，补水和保湿都是保养肌肤最重要的。肌肤缺水，干性肌肤会更加干燥，油性肌肤会更加油腻，严重缺水还会引发皮肤疾病。所以制订适合自己的肌肤保湿计划，对每个人都很重要。

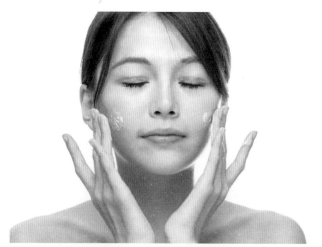

⬆ 在选购保养品的时候，一定要先行试用，并确认是否适合自己的肤质，不要以为价格高就一定是对自己好的保养品。

四季护肤方法各不同

1.春季

❶ 清洁、滋养、调节饮食。

❷ 选择不含皂苷成分的清洁产品，富含弹力蛋白和胶原纤维的养护产品。

❸ 避免刺激性食物，多吃富含维生素的食物。

2.夏季

❶ 防晒、补水。

❷ 选择能够阻挡紫外线的防晒产品，均匀涂抹。

❸ 多使用补水喷雾。

3.秋季

❶ 纯天然护肤。

❷ 选择纯天然、不含酒精的护肤产品，避免过敏。

❸ 多做面膜，不要过度拍打肌肤。

4.冬季

❶ 防冻保暖、保湿。

❷ 出门时，注意为裸露在外的肌肤保暖，选择防冻保湿的护肤产品。

❸ 多促进血液循环，缩减沐浴次数和时间，正确使用护肤产品。

远离护肤错误认知

1.仅用清水清洁肌肤

清水能润泽肌肤，却不能完全清除油脂和灰尘，所以要使用能清除油脂和灰尘的洁面产品，不能只用清水清洁肌肤。

2.使用湿漉漉的毛巾

细菌容易在潮湿的环境中大量繁殖，如果用过的毛巾没有拧干，细菌就容易滋生，再用它清洁，就会将细菌涂抹在脸上。所以用过毛巾后，一定要拧干，最好挂在通风或能照射到阳光的地方，要让毛巾保持洁净干燥，擦脸时尽量用干毛巾。

3.涂抹过多的润肤霜

如果涂抹过量的润肤霜，不但皮肤不能完全吸收，也不能达到护肤目的，还会堵塞毛细孔，导致粉刺，让眼部肌肤水肿，所以润肤霜适量即可。

4.忽视脱皮现象

油性肌肤的人过度清洁后，皮肤会因为干燥而产生脱皮现象。在大多数情况下，脱皮可能是发生皮炎，鼻翼脱皮可能是湿疹的原因。所以不能忽视脱皮现象，更不能以偏概全地归类为皮肤干燥，一定要去医院检查，找出脱皮的原因，才能采取正确的方法。

5.只用抗皱霜祛皱

抗皱霜能够为肌肤提供丰富的营养，暂时让肌肤柔滑平整。但是，受到过强、过多紫外线照射时则易导致皱纹的出现，所以想要延缓肌肤衰老，祛除皱纹，只用抗皱霜是不够的，一定要注意防晒。

最伤害肌肤的保养法

除了一些不良习惯之外，还有许多不当的护肤方法，不仅不能保养肌肤，还会造成肌肤的损害。产后妈妈们一定要注意，不要想护理肌肤，却反而伤害了肌肤。

1.频繁蒸脸伤肌肤

蒸脸能使毛细孔扩张，在清洁毛细孔深部的油脂和灰尘时，促进毛细孔的吸收能力。但是频繁过度的蒸脸则会引发毛细孔粗大、皮肤干燥过敏。

2.使用过于刺激的清洁产品

刺激性的清洁产品会加重肌肤负担，尤其是干性肌肤，所以尽量选择温和的清洁产品。

3.洗浴后不要立刻擦干

洗浴后快速地擦干水分，会使肌肤流失水分，导致皮肤干燥和瘙痒，所以洗浴后要在半干的时候涂抹润肤产品，帮助肌肤锁住水分。

4.每日使用磨砂膏

磨砂膏能够去角质，同时配合按摩肌肤的话，能促进皮肤的新陈代谢。但磨砂膏不能每日使用，最好是每周使用两次，否则会损伤肌肤，使肌肤更加脆弱。

5.护肤步骤不正确

许多人不能正确地使用护肤产品，或者使用的步骤完全不正确，这样也不能达到养护肌肤的目的。正确的护肤步骤是先进行深层护肤，用保湿水或者保湿霜锁住肌肤水分后，再进行表层护肤，涂抹含有油脂成分的护肤产品让肌肤形成保护膜。

身体各部位的皮肤护理

1.妊娠纹

防止体重增加过多：妊娠期体重增加8千克以上会增加妊娠毒血症、糖尿病，甚至造成难产等疾病的风险。而且过多的脂肪堆积会让妊娠纹数量增多，面积增大，所以在妊娠期就要防止体重无节制地增加。

适度的运动：妊娠时和分娩后都要进行适度的锻炼，这样能防止脂肪堆积，畅通血液循环，都能有效防止妊娠纹增多和变深。

选择合适的补水滋润护肤产品并适度按摩：孕妈妈和产后女性的体质较为特殊，选择适合的护肤产品对肌肤进行补水和营养，能够防止妊娠纹对肌肤造成的瘙痒和损害。在涂抹的时候，对妊娠纹的区域进行适度的按摩，能保证肌肤充分吸收营养，避免出现损伤。

少吃甜食和高脂食品也有助于预防妊娠纹：甜食、油炸食品、碳水化合物等高脂食品会造成脂肪堆积，促进妊娠纹的生成。所以，尽量少吃这些食物，能有效减缓妊娠纹的形成。

如果妊娠纹较多、较深，不能完全消除，可以选择专业的美容诊所进行微晶磨皮的手术，来消除难看的妊娠纹。手术前一定要详细咨询，避免出现副作用。

2.颈部肌肤

为颈部肌肤清洁、去角质、清除死皮。清洁后，用营养霜涂抹颈部肌肤，并轻轻按摩，舒缓肌肉，收紧皱纹。如果条件允许，可以为颈部肌肤敷面膜，补充水分、锁住营养。

3.手部肌肤

❶ 选择合适的护手霜，深层清洁后，用护手霜涂抹在双手上，并稍微按摩。

❷ 如果有时间，可以在夜间用营养霜做个手膜，加快手部皮肤血液循环和新陈代谢，夜间再戴上薄棉手套睡觉，会收到意想不到的效果哦！

4.足部肌肤

❶ 每周修剪脚趾甲，并用专门的磨脚石将脚跟、脚底的硬茧磨去，祛除角质化的硬皮。

❷ 用专门的乳液滋润双脚，并按摩进行深层护肤。

5.背部肌肤

背部肌肤容易出现炎症性皮肤问题，也就是恼人的红色小痘痘。这些痘痘通常难以消除，即使消失了也会留下深浅不一的痘印，十分难看。

❶ 治痘小秘方：使用经过消毒处理的工具去除堵塞毛细孔的小痘痘，如果自己不方便，可以选择正规的医院进行消除，避免感染。有痘印的地方要涂抹防晒系数（SPF）30+的防晒霜，防止色素沉淀，每日2次。有些痘痘也有可能是湿疹，产后妈妈要分清楚，才能正确处理。

❷ 良好的生活习惯：紧张或睡眠不足都会导致皮脂分泌过多，促进痘痘的生长，所以充足的休息和愉快的心情能帮助减少背部生出痘痘的概率。避免长发过多接触背部皮肤，因为头发的分泌物、沾染的灰尘都会刺激背部肌肤长痘痘。

❸ 选择合适的护肤产品：背部长痘痘后不要随意涂抹软膏，因为有些软膏含有类固醇激素成分，会刺激痘痘的生长。选择含有果酸的护肤产品，祛除背部肌肤的老化角质，能够改善整体肤色。

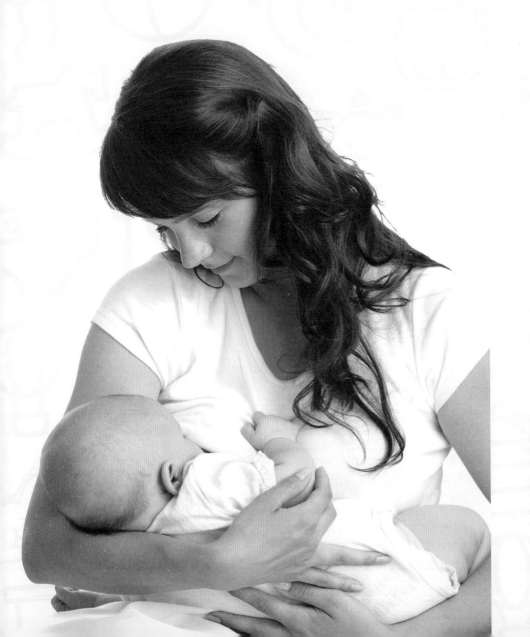

Part 6
照顾新生儿，一点也不难

小生命从母体娩出到出生后第28天为新生儿，这段时间是新生儿的脆弱期，因为新生儿必须适应子宫外的新环境，身体内的各器官功能都必须作进一步调整，如果此时喂养护理不当，很容易导致疾病。因此，为了保证小宝宝的健康成长，本章对新生儿的生理特点、生理状态和异常现象都有充分而详细的介绍，而对于正常的新生儿状态，以及新生儿的特殊生理现象和常见问题处理，也一一加以说明，让新手爸妈可以全面地认识和照顾新生儿，不会手忙脚乱。

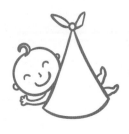

新生儿的正确喂养知识

为了小宝宝的健康成长，对新生儿的生理特点、生理状态和异常现象应有充分的认识，积极做好喂养和护理小宝宝的工作。

新生儿的生理特征及发育进程

❶ 体重：2500～4000克。

❷ 身长：47～53厘米。

❸ 头围：33～34厘米。

❹ 胸围：约32厘米。

❺ 坐高（即顶臀长）：约32厘米。

❻ 呼吸：新生儿呼吸为每分钟35～45次，以腹式呼吸为主。新生儿的呼吸中枢不健全，呼吸常不规则，但不能超过每分钟60次，也不能低于每分钟30次。

❼ 新生儿心跳：每分钟心跳140次（每分钟波动在120～160次）。婴儿哭闹时心跳会加快。

❽ 新生儿排便：一般在出生后10小时开始排出胎便。胎便呈黏稠棕褐色或墨绿色，无臭味，是由消化道分泌物和胎儿在子宫内咽下的羊水和脱落的上皮细胞所组成。一般在出生后第1天排出的完全是胎便，第2天排出的胎便是向正常便过度的粪便，以后逐渐排出正常的粪便。喝母乳者的粪便是金黄色，喝配方奶者的粪便呈淡黄色。每天排便次数较多，甚至每块尿布都有粪便。

❾ 新生儿排尿：新生儿出生后24小时内排尿，最初几天的排尿规律是：第1天2～3次，总量10～30毫升。第1周内每天4～5次，1周后每天可达10次

左右，有的可达20多次。日总量可达100～300毫升，满月前后每天可达250～450毫升。小便次数多是正常现象。

❿ 新生儿的体温：新生儿出生后体温往往会下降2度左右，之后可逐渐回升。一般于12小时后稳定在36～37℃。注意保持周围环境温度的恒温，是维持新生儿体温正常的重要条件。

⓫ 新生儿的皮肤：新生儿的皮肤柔嫩，角质层薄，外观呈玫瑰红色，皮脂腺分泌旺盛，出生时皮肤上覆盖着一层胎脂，有保护皮肤不受细菌侵入及保暖的作用。出生后会被自然吸收，不宜擦掉，可仅对颈下、腋下及腹股沟、小腿弯等处的胎脂进行清洁，于出生后6小时左右，用植物性婴儿油轻轻擦去，避免胎脂刺激皮肤引发溃烂。在出生后的3～5天，新生儿的全身皮肤会变得干燥，表皮逐渐脱落，1周以后可以自然落净，此时不要生硬地往下揭表皮。新生儿的皮肤在落屑以后呈粉红色，非常柔软光滑。

⓬ 新生儿睡眠：新生儿期是睡眠时间最多的时期，每天要睡16～17个小时，约占一天的70%。

⓭ 生理性体重下降：新生儿出生2～4天后，体重往往比出生时减轻5%～10%，原因是小宝宝出生后喝奶量少，而且会吐出一些羊水、黏液，将胎便和水便排除体外，通过呼吸和出汗排出水分，造成摄取少排出多的情况，因而体重减轻。

新生儿出生后尽早喂奶

新生儿出生后应立即哺乳，这对产妇和新生儿均有益。理由是，初乳是新生儿最适宜的食物，因为初乳含有新生儿所需的高浓度营养素和预防多种传染病的物质；此外，由于母乳分泌受神经、内分泌调节，新生儿吸吮乳头，可以刺激哺乳妈妈神经反射，促进乳汁分泌和子宫复原，减少产后出血。因此，及早喂母乳对新生儿健康和产妇身体恢复都有利。

在新生儿出生后20～30分钟时，吸吮能力最强，如果婴儿未能得到吸吮刺激，将会影响以后的吸吮能力，而且出生后1小时是新生儿的敏感时期，是建立母子相互依恋感情的最佳时间。尽早喂奶可以预防婴儿发生低血糖的状况，减轻生理性体重下降的程度。所以，只要产妇情况正常，分娩后即可让新生儿试吮母亲的乳头，让新生儿尽早地喝到母亲的初乳。

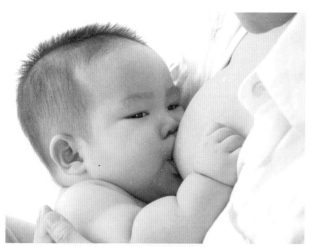

↑ 妈妈的初乳对于刚出生的宝宝来说，是最珍贵的营养来源，一定要让宝宝喝到初乳，对于日后的健康成长有很大的帮助。

哺喂母乳的过程

1.哺乳前的准备

哺乳前应先替婴儿换好尿布，然后用肥皂洗净双手，解开上衣，轻柔按摩乳房，再用纱布或小毛巾沾湿开水，清洁乳头和乳晕。在每次哺乳前，应替婴儿更换清洁干燥的尿布，洗净双手，再用温开水洗净奶头。喂奶的姿势要舒适，以减轻疲劳。

2.哺喂母乳的方法

根据情况采取适宜的姿势。每次哺乳要轮流从一侧乳房开始，吸空一侧再吸另一侧，使乳房每次都有排乳的机会，一旦新生儿没将乳房吸空，应用吸乳器吸空，这样可以促使乳汁增多，也可防止出现大小乳房。喂奶时心情要轻松愉快，不要紧张烦恼，尤其是第1次喂奶时，良好的情绪，有利于乳汁的分泌。要掌握正确的喂奶时间，每次喂奶时间宜为15～20分钟，最长不超过30分钟。

3.结束哺乳

哺乳结束时，可用食指轻轻按压新生儿下巴，使新生儿嘴巴略微张开，轻轻抽出乳头，以防乳头受损。然后将新生儿抱直，让其头靠在肩膀上，用手轻拍新生儿背部，使哺乳时吸入的空气排出而发出打嗝声。然后将新生儿略向右侧卧下，头部稍垫高以免溢乳，呛入气管。

Tips

依照新生儿的需求哺乳

新生儿要按需求哺乳，是因为新生儿胃容量很小，1天大的新生儿胃容量只有5毫升，到第7天也不过50毫升。

母乳喂养有禁忌

1.忌哺乳前喂养

在母亲第1次哺乳前喂给新生儿配方奶，称为哺乳前喂养。新生儿在出生前，体内已储存足够的营养和水分，可以维持到母亲来哺乳，而且只要尽早给新生儿哺乳，少量的初乳就能满足刚出生的正常新生儿需要。哺乳前喂养，会使婴儿产生"乳头混淆"（奶瓶的奶嘴比母亲的奶头易吸吮）；另一方面，因为奶粉冲泡的奶比母亲的奶甜，也会使新生儿不再爱吃母亲的奶，造成母乳喂养失败。

2.母乳喂养的婴儿不宜再喂果汁

有些母亲习惯给新生儿喂果汁，目的是替婴儿补充维生素和矿物质，认为对婴儿的生长发育有益。其实，这样做是错误的，母乳喂养的婴儿在4个月之前完全不需要加喂果汁。原因是，母乳的营养成分无论在热量或水分上，都能满足6个月内新生儿体内的需要。

3.不要再喂水

根据世界卫生组织和联合国儿童基金会作出的一些新规定，母乳喂养的婴儿不需要另给水，因为母乳中的水分，完全够婴儿用。

4.母乳喂养的新生儿不要接触硅胶奶嘴

母乳喂养的婴儿不要使用奶瓶奶嘴。这是因为硅胶奶嘴较母亲奶头长，吸吮乳汁较母亲乳头来得方便，婴儿只要吸吮几次硅胶奶嘴，就会很快适应并接受，再接触母亲乳头便会含接不好或吸不到很多的母乳，产生吮吸不协调。这种现象就是我们经常说的"乳头混淆"。当新生儿发生乳头混淆后，就会拒绝母乳喂养。

月子期间身体不适可暂停喂母乳

1.产妇身体虚弱

因分娩过程中失血过多，产后身体十分虚弱，在没恢复健康以前，一般不宜哺乳，待身体好转后即可哺乳。

2.产妇感冒

如果是轻度感冒不伴高烧，产妇戴上口罩后，照样可以哺乳，同时产妇本人应注意休息，可服一些抗感冒的药物；如果感冒后产妇伴有高烧，在高热期间可暂停母乳喂养。停止喂养期间，要常把乳房乳汁吸出，保持乳房的泌乳功能，以利于继续母乳喂养。

3.产褥感染

大多数药物会进入乳汁，所以治疗药物应以对婴儿无害为原则，如盘尼西林和头孢霉素类抗生素等。一个月之内不要用磺胺类药物，也不要用绿环霉素。应鼓励产妇多喝水和进食，可以不停止母乳喂养。

4.乳腺炎和乳头破皮

乳腺炎早期仍可哺乳。如发生脓肿，引起产妇身体不适，必须停止哺乳。仍应使用吸乳器吸出乳汁，保持乳房泌乳功能。乳头破皮治愈后仍可哺乳。不破或破皮不严重的一侧乳房仍可哺乳，患侧乳汁要记得排空。

5.产褥期产妇发热

体温达38.5℃以上且原因不明时，暂停哺乳，待查明原因、体温下降为正常时再恢复哺乳。

人工喂养首选配方奶粉

配方奶粉，是人工喂养的代乳品。婴儿配方奶粉就是把一般的牛奶经过加工配制，使其成分接近母乳。

新生儿配方奶粉的优点在于克服了普通牛奶的种种缺点。经过科学调配，使其所含各种成分更接近母乳。首先，配方奶粉调整了酪蛋白与乳清蛋白的比例，降低酪蛋白的量，加入乳清蛋白，使调配出的乳汁中的蛋白质容易消化，更接近母乳成分；其次，增加钙的含量及调整钙磷比例，使其接近母乳中的成分。此外，添加一部分植物油，使必需脂肪酸增加，并加入乳糖、各种维生素和微量元素铁、锌等。目前，市售配方奶粉的种类很多，有的加入了促进婴儿脑发育的牛磺酸，有的添加了增强免疫力的核苷酸，有的添加了促进消化的比菲得氏菌和寡糖等。用配方奶粉哺喂婴儿的效果比普通的牛奶、奶粉好。

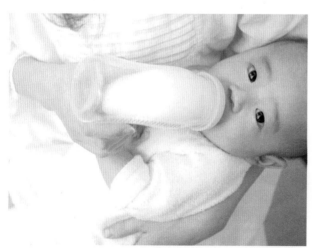

⬆ 配方奶粉中有近似母乳成分的营养，对宝宝来说比鲜奶更好，不过配方奶粉的品牌众多，要好好挑选适合宝宝的。

冲调配方奶粉的注意事项

瓶喂所使用的奶嘴、奶瓶一定要消毒，最好选用蒸气消毒锅，在替新生儿喂奶之前，用干净的夹子取出一个奶瓶和奶嘴。

❶ 冲泡前需先将双手洗干净。

❷ 冲泡顺序：先将煮沸过的温开水注入奶瓶至标准刻度，再添加奶粉（平匙），所以冲泡完成会高于预定的数字是正常的。

❸ 冲泡浓度：正确的冲泡比例是指"每一匙以多少的水量冲泡"，如果先放入奶粉，再倒入水量的冲泡方式，会泡出浓度较高的奶。

❹ 由于各品牌所附的量匙大小不一，冲泡前需详细参阅奶粉罐上的比例说明，并使用开罐时所附的量匙冲泡奶粉，避免奶水过浓或过淡。

❺ 温度：为有效杀除配方奶粉中可能存在的细菌，冲泡配方奶的水温应为70℃，喂给宝宝前可稍微静置或隔水降温至40～60℃，以宝宝习惯喝的温度为主。要喂食前，妈妈可先滴在手腕内侧量温度，以不烫为原则。

❻ 摇匀：摇匀奶粉时可顺时钟或逆时钟旋转，以减少气泡产生，或摇匀后将奶瓶盖松开再旋紧，都是减少空气囤积的方法。宝宝如果喝了含气泡的奶，很容易胀气或肚子痛。

❼ 调好的配方奶，仅可置放于室温下1小时（建议要在30分钟～1小时内喝完，若需要加温，应隔水加热，勿使用微波炉加热）。冲泡好的奶水不可隔餐饮用，容易滋生细菌，让宝宝喝坏肚子。

❽ 未开封的奶粉可室温存放，一旦开罐后，应盖好罐盖存放于干凉处，并于1个月内使用完毕。其他保存方式，请详细参阅奶粉罐上的说明。

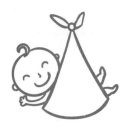

新生儿睡眠的重要性

新生儿睡觉占据了大部分时间，睡眠的多寡也影响了宝宝的成长与发育，因此创造良好舒适的睡眠环境是很重要的。

给新生儿一个好的睡眠环境

1.房间朝南

朝南的房间冬暖夏凉，比其他朝向的房间会更舒适。

2.清洁

清洁卫生是婴儿卧室的基本要求，不能有老鼠、蚊子、苍蝇、蟑螂等害虫，最好装上纱门、纱窗。家具及地板要用湿布擦、拖，以免灰尘扬起被婴儿吸入呼吸道。保持空气流通。

如果是新装修的房间，一定要开窗门通风，过2~3个月后再居住，避免刺鼻的甲醛残留危害宝宝身体。室内不要铺地毯，以防尘螨伤害婴儿。

3.适宜的温度和湿度

婴儿居室的温度应保持在18~25℃，湿度为50%~60%，这点对新生儿尤为重要。他们在子宫内过惯了37℃的恒温生活，且体温调节能力很低，如果环境温度过低或过高，容易造成身体不适。另外，婴儿睡眠时不要盖得太厚，这样会使他们烦燥不安。

4.声光环境要求

婴儿睡眠时，要保持环境相对安静，避免大声喧哗，否则会影响新生儿的睡眠品质。但这并不是说悄无声息。因为大多数的婴儿应能习惯普通的谈话声、笑声和一般音量的电视声。室内光线应柔和，避免强光刺激。

新生儿卧室的禁忌

1.新生儿室内不宜放花草

新生儿对花草（特别是某些花粉）过敏的比例大大高于成年人，可能诱发婴幼儿的皮肤过敏；且一般来说，花草在夜间吸入氧气同时呼出二氧化碳，可能导致室内氧气不足，与婴儿争氧气，不利健康。

2.新生儿室内不宜铺地毯

无论是羊毛、丝，还是人造纤维等材料制成的地毯，由于其织品多因经纬线较粗、空隙较大而成为良好的藏污纳垢、积聚尘埃的场所，其中还普遍生长着微小的尘螨、霉菌、细菌等，这些都是过敏原，其散发到室内空气中，婴儿吸收后容易引发过敏反应。

3.新生儿室内不宜放新买的家具

目前的一些家具产品含有多种对人体有害的物质，如油漆涂料中的甲醛等刺激性物质，也有过敏物质，如聚氨酯漆，以及致癌物质和对生殖系统有毒害的物质。如果购买了含这些有害物质的产品，摆在婴儿居室里，摆得越多，对婴儿的毒害越大。

母婴分床不分房为佳

❶ 新生儿与母亲同床搂着睡，母亲呼出的气体会直接吹在宝宝的脸上，久而久之对宝宝的身体发育不利。一旦母亲感冒，也有把感冒传染给宝宝的危险。

❷ 大人睡的床铺和被褥并不适合宝宝。

❸ 母婴同床容易造成宝宝对母亲的过分依赖，不利于宝宝日后的个性发展。

❹ 母亲与宝宝同睡，并躺着喂奶，母亲常常喂奶的时候就睡着了，容易压着或闷住宝宝；每年都发生不少新生儿因和妈妈同睡，而被母亲压死或闷死的意外悲剧。

❺ 母子一起睡对母亲来说，也是一种干扰，母亲无法获得一个良好充足的睡眠。休息不好，对身体恢复不利。

注意睡眠中新生儿的护理

新生儿如睡觉姿势不正确，很可能会导致头骨变形，甚至造成缺氧窒息。因此，在新生儿熟睡后，要注意调整新生儿的睡眠姿势。

新生儿在出生24小时内应采取头低、脚高的侧卧位，不要枕枕头，可在脖颈下垫一毛巾，右侧位1小时后改换左侧位1小时，反复轮换。

新生儿的头颅骨缝还未完全闭合，如果始终或经常向一个方向睡，可能会引起头颅骨变形。正确的做法是经常为新生儿翻身，变换体位，更换睡觉姿势，如有时仰卧，有时侧卧，以保证婴儿的头型均匀端正。

由于新生儿的胃入口松、出口紧，且入口位于腹部左上侧，出口位于腹部右下侧，所以在喂奶后应右侧卧1小时，然后仰卧1小时，再左侧卧1小时。

小宝宝夜哭的原因和应对方法

有些新生儿白天呼呼睡觉，夜晚精神好，哭闹不睡，正好形成了一个"日夜颠倒"的生活习惯，令年轻的父母难以应付。医学上称为"婴儿夜哭"。

出现这种现象是因为胎儿在母体内是不分昼夜的，没有白天与夜晚的区别，出生后还没有适应外界环境，睡眠规律尚未形成，不会分辨白天黑夜。白天睡得多时，晚上自然就精神好，由于新生儿神经反射系统不完善，还没有建立起白天短时间睡眠，夜间长时间睡眠的条件反射。儿童体内有一种生长激素，它的分泌呈现昼夜规律，夜间释放的生长激素要比白天多。如果新生儿夜间哭闹不睡觉，会使生长发育迟缓，对成长不利。

婴儿夜哭时，可以检查婴儿居室的温度是否太高，宝宝穿的衣服或包的棉被是否太多。用手摸摸宝宝的身体，如果是背部湿湿的，鼻尖、额头也有汗珠出现，这时就应该适当降低室内温度，减少衣物和被子，让宝宝睡得更舒服些。如果宝宝没有吃饱或吃得过饱，也会造成睡眠不稳。

若想要逐步纠正婴儿夜哭，白天尽量让宝宝少睡觉。可与宝宝玩耍或给他刺激，捏耳垂，轻弹脚掌或将他放置到光线充足的地方，使之不易入睡。白天喂奶，每次少喂一些，让他吃个半饱，容易饿醒。这样婴儿在夜间就可以多睡觉。

宝宝夜晚哭闹不停，只要确定其无病痛，属于情绪性的哭闹、要人抚慰时，可置之不理，但要不动声色地在旁观察，待其哭闹累了，自然就会安睡。经过一段时间后，宝宝的心里会意识到，当睁开眼四周黑漆漆的时候，再怎么哭闹也不会有吃的或有人抱的。此法只要持之以恒，一定可以改变宝宝夜晚不睡的习惯。

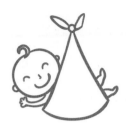

新生儿穿衣学问大

新生儿的肌肤柔嫩细致，又很怕热，容易出汗，因此所穿衣服的质料要以透气、吸水、柔软为原则，才能让宝宝穿得舒适又开心。

新生儿的衣着选择

新生儿的衣着要求应以质地柔软、透气性好、吸水性强的棉织品布料为最佳；衣服要宽大，设计要简单，穿脱方便，最好选用无领无扣的纱布衣，带子打结在胸前为宜，以避免皮肤受压、摩擦。

新衣服不要买来就穿，新买的衣服尤其内衣衣料中往往残留有害物质——甲醛，如不清洗干净，吸附在衣料表面的甲醛会直接刺激皮肤。新生儿皮肤十分娇嫩，防御能力差，尤其新生儿皮肤角质层薄，因此，新买的服装应洗净后再给婴儿穿，才能确保安全和卫生。

❶ 内衣：新生儿最好穿吸水性好，柔软不伤皮肤的纱布衣，衣缝少，且要将缝口往外翻。

❷ 外衣：婴儿长得快，而且外出机会少，可到童装商店选购。如果从节约的角度出发，可向孩子已长大的亲友借取旧的。

❸ 卫生衣和背心：卫生衣是寒冷季节穿在内衣和外衣之间增加保暖功用的衣服，应有一定防风防寒作用。

❹ 围兜和帽子：满月以前，可将纱布叠好放在新生儿下巴底下当围兜用。满月以后就要用正式围兜。所用围兜不宜过大，更不可将口鼻遮住妨碍呼吸。由于围兜更换频繁，因此最好用纱布、毛巾布、绒布等结实又易干的布料制作。外出时，为防止阳光直射婴儿头部，最好能准备一顶简便的小帽子，到室外活动时用。

❺ 手套和袜子：如果不是特别寒冷，婴儿不必戴手套，为防止指甲划破皮肤，可以为新生儿戴上薄薄的纱布手套。袜子要常用。

要注意新生儿衣服的保存

应为新生儿准备专用的衣柜或抽屉，不要和大人的衣服放在一起，以确保新生儿的衣服、尿布的卫生。

尿布与衣服最好分开放，以便于使用。若无衣柜设备也可用大纸箱，用旧被单将纸箱里外包好，内放衣服，纸箱要放在干燥的地方。也可用纸箱单独存放尿布。千万不要把衣服随便放在外面，这样容易弄脏，染上尘埃、滋生细菌。

存放新生儿衣物的纸箱内不要放樟脑丸，因樟脑丸中含有挥发性强且具一定毒性的化合物——萘，会经皮肤进入人体。萘进入新生儿体内，会使酶缺陷的新生儿缺少葡萄糖六磷酸盐脱氢酶（俗称"蚕豆症"），发生溶血或出现黄疸。如溶血严重，胆红素释放就较多，会污染脑细胞，发生"核黄疸"，使脑细胞受到破坏。

要帮新生儿穿袜子

❶ 婴儿的体温调节功能尚未发育成熟，产热能力差，而散热能力较强，加上体表面积相对较大，容易散热。当环境温度略低时，小婴儿的末梢循环就不好，穿上袜子可以发挥一定的保暖作用。

❷ 随着婴儿下肢活动逐渐增加很多，当他高兴的时候就会手舞足蹈，不高兴、哭闹的时候也常是乱动乱蹬。这样损伤皮肤、脚趾的机会也就增加了，穿上袜子就可以减少这些损伤的发生。

❸ 新生儿的袜子一定要选透气性能好、柔软的棉袜。袜子大小要合适，特别是袜子束口不要过紧，过紧会影响婴儿脚的正常发育。过于松大也不舒适、不方便，并且穿不住。婴儿袜子要长筒的，以防怀抱时脚露出受凉。同时，袜子要经常洗换。袜子不要有结，以防磨坏脚的皮肤。

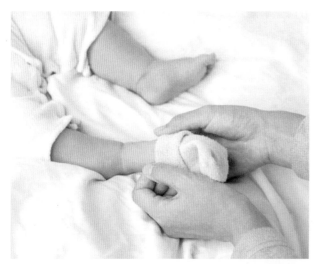

↷ 新生儿皮肤接触外界环境，一些脏东西或有害物质就会通过婴儿娇嫩的皮肤侵袭身体，增加感染的机会，穿上袜子可清洁卫生，还能防止蚊虫的叮咬。

帮新生儿换尿布

尿布要选择适合宝宝体型的尺寸，以免擦伤皮肤和长时间夹在两腿之间引起下肢变形。

尿布湿了或脏了应该及时更换，以免产生尿布疹。更换尿布时，将新生儿放在防湿尿垫上，换掉脏尿布，用温水轻轻地由前向后清洗外生殖器部位，然后用毛巾轻轻拍干。如果新生儿大便污染了尿布，将有粪便的部分折到尿布里面并去除，用湿纸巾轻拭臀部，再用温和的清水冲洗并拍干，应特别留意皮肤皱褶地方。擦拭干净后，再帮新生儿换上干净的尿布。

新生儿衣着的清洗和消毒

新生儿衣物在下水清洗前，建议先做浸泡处理。可将要清洁的衣物统一搜集后，放在冷水中加入适量清洁剂搅拌浸泡，这样可降低污垢与衣物纤维的黏合性，并可在重点污渍处加强使用清洁剂，即可轻松除去脏污。

浸泡衣物的水温不宜过高，以冷水较为适当，过高的水温容易使衣物纤维变质，或是造成颜色脱落，亦会降低清洁剂的去污能力。留意浸泡的时间不宜过长，以15分钟内为限，若浸泡时间过久会使溶解出的污垢再次被纤维吸附，衣物反而越洗越脏。含有蛋白质成分的污渍（如奶渍、尿液等）不可使用温水浸泡或冲洗，否则会将蛋白质凝固在衣物纤维中，增加清洁难度。

清洗完毕的衣物应立即晾晒在有充足阳光与通风良好处，不会缩水的衣物可使用烘干处理，要尽量避免衣物因潮湿未立即晒干而滋生细菌。将衣服经过充足的阳光曝晒，是最安全、环保又天然的消毒方式。

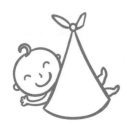

新生儿的生活照护

新生儿生活照护中要注意的各种事项，以及如何护理宝宝娇嫩的肌肤和身体，都一一告诉爸爸妈妈，让新手爸妈照顾新生儿也能得心应手。

合适的生活环境

新生儿的嗅觉、味觉都比成年人敏感，香烟、烟雾的异味会刺激婴儿的神经，导致婴儿肠胃道的罹患机会增加，且婴儿的肺功能、呼吸道的发展会较差，也可能会提高婴儿猝死症的概率。统计显示，如果婴儿的母亲一天吸烟超过5支，婴儿患腹绞痛的机会就会提高。

另外，新生儿需要一个安静而舒适的生活环境。过于嘈杂的环境对婴儿正常发育极为不利。噪音对婴儿的影响很大，因为婴儿的中枢神经系统发育尚未健全，长期受噪音刺激，会使脑细胞受到损害，大脑发育不良，使新生儿的智能、语言、识别、判断和反应能力的发育受到阻碍而成为低能儿。噪声还会影响婴儿的睡眠，造成生长激素和其他有助于生长的内分泌激素的分泌减少，影响婴儿的生长发育，造成个子长不高；噪音还会使婴儿食欲下降，消化功能降低，出现营养不良；噪音刺激交感神经，使之紧张，并损害听力，可能会形成"噪音性耳聋"。

有声胜无声

心理学家认为，适量的环境刺激会提高新生儿的视觉、触觉和听觉的灵敏性，有利于巩固和发展原始的生理反射，还会在此基础上形成新的条件反射，从而使新生儿的动作越来越复杂和进步，最终具备作为人的一切生活能力。同时，适度的、丰富多彩的环境刺激，可促进新生儿的智力发育，会使新生儿的大脑更发达，因为适度的刺激比缺少刺激的环境更能使神经纤维髓鞘化，因而大脑也就更发达。所以当新生儿出生后，父母应给婴儿创造一个良好的环境，既不要把新生儿放在嘈杂的环境中，也不要放在无声无响的环境里。

可在婴儿的房间里张贴些黑白图卡，悬挂各种颜色鲜艳的婴儿布书和玩具。放些柔和、轻快的抒情音乐，让婴儿玩一些带声响的玩具。父母要和新生儿经常交谈，抚摸和拥抱新生儿，丰富婴儿的视听、触觉环境，有利新生儿健康成长。

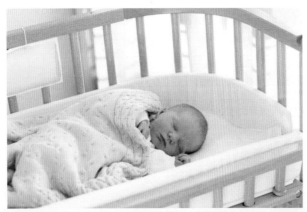

🔺 给宝宝一个适合成长的环境，才能让他开心又健康地长大成人。

新生儿脐部护理

新生儿出生后，医生会在距离肚脐根部2～3厘米处夹上脐夹，盖上消毒纱布，留在新生儿肚脐上的脐带会逐渐干燥，5～10天即可脱落。

此期间的脐部很容易被细菌感染，严重的可能引起败血症，直接威胁新生儿的生命，因此需要认真护理。脐带初掉时伤口处会微微发红，稍微湿润，中间有直径2厘米左右白色小圆圈，几天后就会完全干燥而愈合。以后由于体内的脐带血管退化及收缩，使皮肤受牵拉凹陷即形成肚脐。所以护理脐带的时期是出生后10天内。

对脐部的护理主要是保持清洁干燥：要勤换尿布，不要使尿液浸湿脐部；不可用脏手接触脐部。每天消毒1～2次，可用75%酒精棉布擦拭，擦拭时从脐部中心呈螺旋形向四周擦拭，不可来回乱擦，以免把周围皮肤上的细菌带入脐根部；部分新生儿的脐带可能会有少量的组织液或血水渗出。如果发现脐带上的纱布被血污染或湿透时，只要继续用酒精擦拭消毒、保持干燥，直到伤口愈合即可。

为新生儿进行脐带清洁的步骤为：

❶ 在帮新生儿清洁脐带前，先洗干净双手，尤其要注意清除指甲缝、指纹隐藏的污垢。将75%酒精倒在棉花棒上，直至棉花棒渗满酒精备用。

❷ 掀起脐带，用棉花棒清洁脐带下的部位，持棉花棒的手应与肚脐成45度角（方便拭抹），并沿同一方向围绕肚脐抹一圈。

❸ 换上一支干净棉花棒，沾上95%酒精，由脐带底部沿同一方向抹一圈，以帮助脐带保持干燥。

❹ 清洁完毕，尿布避免压紧新生儿的肚子，也不能包得过松，以免漏尿弄脏肚脐。

好好保护新生儿的囟门

囟门是指新生儿颅缝尚未长满而形成的菱形间隙，此处没有头骨和脑膜，平时柔软且跳动。新生儿头部有两处囟门。前囟门最为重要，被视为宝宝健康状况的"窗口"，位于头顶额部上面正中央，状似菱形，6个月后逐渐骨化而变小，1岁到1岁半时自然闭合。位于头骨后部的叫做后囟门，2～4个月后会自然闭合。

前囟门因没有骨头和脑膜，损伤后极易感染引发疾病，甚至危及生命，必须正确保护好囟门。可以用手轻摸，通过检查囟门来观察新生儿的健康，摸之前要洗干净双手，摸时动作要轻柔。正常情况下，用手摸前囟门，感觉平坦无张力。若前囟门早闭或过小，则可能会变成小头畸形；过大或关闭延迟，则可能会变成佝偻病、矮呆病、脑积水；若前囟门隆起，摸上去感觉紧绷或凸起，代表颅内压增高，有颅内出血、脑膜炎等状况；若前囟门凹陷，新生儿会导致脱水或营养不良而极度消瘦。

替新生儿勤剪指甲

新生儿的指甲长得特别快，若婴儿的指甲过长，不仅容易藏污纳垢，也会抓伤自己的脸和皮肤，所以间隔1周左右就要给新生儿剪一次指甲。

剪刀应是圆头的、前端呈弧形的小剪刀，剪指甲时一定要抓牢新生儿的手，避免因晃动而将其弄伤。用拇指和食指握住婴儿手指，另一只手拿剪刀从一边沿着指甲自然弯曲转动，不要剪得太深。

摸摸剪过后的指甲，不要有棱角或尖刺，以免宝宝抓伤自己。若有则应修剪成圆弧形。如果不慎误伤了婴儿的手指，应用消毒纱布或棉球压迫伤口，直到流血停止，再涂抹一些优碘消毒。

新生儿眼、耳、鼻、口腔的护理

　　婴儿的居室要保持清洁湿润，及时打扫卫生、清理床铺，帮婴儿洗澡时要防止脏水或沐浴露刺激眼睛。如婴儿哭闹、不睁眼，可能是眼内有异物或患了其他疾病，应及时去医院诊治。

　　耳、口、鼻内的分泌物要定期清理，但动作要轻柔，不能深抠，以免引起损伤。每日用专用小毛巾、温水轻擦脸部即可。若发生眼睛发炎、鹅口疮等应去医院诊治。

新生儿头脸部的护理与清洁

1.准备用品

❶ 婴儿脸盆1个，内置半盆温水，水温38～40℃。

❷ 柔软棉质小毛巾2条。

❸ 婴儿洗发精1瓶。

2.操作方法

❶ 洗脸：用左臂抱起新生儿，并用左肘部和腰部夹住婴儿的臀部和下肢，左手托住头颈部，用拇指和中指压住婴儿双耳，使耳廓盖住外耳道，防止洗脸水进入耳道引起炎症。用右手将一块小毛巾沾湿后略挤一下开始洗脸，顺序为眼、前额、脸颊、嘴角、脸部。擦过一只眼后，要将毛巾换另一面，洗完脸后需将毛巾在水中清洗一下再擦洗其他部位。

❷ 洗头：先将婴儿洗发精倒少许于手中，轻轻在头上揉洗，注意勿流进其眼睛及耳道内，再用带水的湿毛巾擦净头发，洗净后将毛巾拧干，再将头发擦干。洗完换上干净衣服后，将婴儿抱起，用消毒棉棒擦净婴儿鼻腔分泌物及外耳道的水渍。

新生儿的皮肤护理

　　新生儿皮肤薄嫩、柔软，皮脂腺分泌旺盛，特别是皮肤褶皱处，如颈部、腋下、大腿根部等处，会因潮湿及污物的堆积使局部皮肤破溃、糜烂，造成感染，因此需勤洗澡（洗头），勤换尿布、勤换衣物。洗澡时特别注意清洗皮肤褶皱处。

　　不能随意给新生儿使用外用药膏，特殊情况应在医生指导下用药。因为新生儿的皮肤薄而血管多，很容易吸收药物，这样对皮肤有刺激作用。洗澡时要用低刺激性的婴儿专用沐浴用品。另外，应注意新生儿衣服被褥的增减，避免出汗过多。冬天要注意保暖适度。新生儿的衣服、被褥要细软，防止擦破皮肤。

从粪便判断新生儿的健康

　　在替新生儿换尿布时，要注意看尿布上的粪便，以鉴别婴儿的身体健康状况。新生儿出生不久，尿布上会出现黑绿色的焦油状物，这是胎便，仅见于婴儿出生后的前2～3天。尿布上出现棕绿色或绿色流体状粪便，充满凝乳状物，则出现在婴儿出生后1周内，这代表婴儿的粪便变化，消化系统正在适应所喂食物。

　　在尿布上见到橙黄色似芥末样的粪便，有奶凝块，量常常很多，是母乳喂养婴儿所排的粪便。尿布上出现浅棕色、有形、呈固体状、有臭味的东西，则是喂婴儿配方奶所排的粪便。尿布上出现绿色或掺有绿色状物的粪便，也是正常现象。

　　粪便很稀，有臭味，而且有呕吐，不吃东西，这是腹泻，非常危险；尿布上持续3天见到血丝，可能有消化道严重疾病；尿布上见到其他不正常的东西，以上情况都要马上去医院做检查。

帮新生儿正确洗澡

为了保护新生儿的皮肤，防止细菌感染，新生儿从出生第一天起就应洗澡。一般每天洗1次，夏天天热时，可以洗2次，洗澡前必须做好准备工作。水温保持在38～40℃。洗澡前先准备好换用的清洁内衣、衣服及包裹用的大毛巾、尿布等。

如果新生儿在医院出生，第一次洗澡是由护理人员完成的。先包扎好脐带，再用一些消过毒的纱布将新生儿身上的血迹、部分胎脂擦去，以防止胎脂在皮肤上留存过久，分解为脂肪酸刺激皮肤。此后月子保姆每天用温水替婴儿洗澡一次。洗澡应在喂奶前1小时进行。

洗澡的顺序应自上而下，先洗头脸、颈部，再清洗腋下、手心、肘弯、腹股沟等皮肤褶皱处，最后清洗会阴部，用软毛巾沾温水替宝宝擦洗全身数次，拇指及食指将婴儿两耳向前按住，使之紧贴耳前脸上，以防止洗澡水流入耳内，大人左臂夹住婴儿身，让婴儿脸部向上，先用小毛巾洗脸、颈、腋下、胸部、两臂、手。然后将婴儿翻过来，使婴儿俯卧在左手臂上，头颈贴在大人的左胸前，用左手托住婴儿的右大腿开始洗下半身，从会阴向后洗腹股沟和臀部，洗下肢和脚。洗好之后，把婴儿放在浴巾上，轻轻擦干，并用少许婴儿爽身粉、乳液均匀地涂在腋下、颈部，穿好衣服包好。

新生儿的盆浴如擦浴一样，先清洗宝宝的头部及脸部。然后以手臂托着宝宝的头及背部，手掌托着宝宝的臀部，将其放在水中，清洗前身，然后前移，用手托助下巴及胸部，清洗背部，注意皮肤褶皱处的清洗。洗完后，用一只手托住宝宝的头及背部，另一只手托住臀部将其提起，放在事先准备好的大浴巾上擦干身体，皮肤可涂少许婴儿爽身粉及乳液。

替新生儿擦浴或盆浴有以下两点请注意：

① 无论是擦浴还是盆浴，都应轻而快。动作要轻柔，防止局部擦伤，以免感染。洗澡的时间要掌握在5～10分钟，以避免受凉。

② 洗澡的时间最好在喂奶前1个小时，除了可避免吐奶外，还可让宝宝在洗澡后舒服地睡上一觉。

清洁新生儿臀部的方法

1.清洁男婴臀部的方法

① 男婴经常会在解开尿布时撒尿，因此，解开时应将尿布保留一会儿，然后再打开尿布，擦去尿液或粪便。

② 接着提起新生儿双腿（其中一个手指在其两踝之间），用温水洗净宝宝的肛门和屁股，撒去尿布。

③ 再用温水清洁大腿根部及阴茎的皮肤褶皱，由内向外。注意清洁阴茎和睾丸下的尿渍和大便。清洁睾丸下面时，应轻轻托起睾丸；清洁阴茎时，应顺着阴茎皮肤，不要拉扯阴茎皮肤，轻柔推开包皮清洗尿道口。

④ 用小条干毛巾抹干更换尿布区，让宝宝光着小屁股玩一会儿，在肛门、臀部，擦上一层护肤霜保护皮肤，可避免排泄物直接沾黏在皮肤，以预防尿布疹的产生。

2.清洁女婴屁股的步骤

① 抬起双腿，用清水和干净的纱布冲洗大腿根部的皮肤褶皱，由内向外擦。

② 清洁外阴部，注意要由前往后擦洗，防止肛门内的细菌进入阴道，阴唇里面不用清洗。

③ 用干净的纱布清洁肛门，然后是屁股及大腿处。清洁完毕后，擦上薄薄一层的护肤霜，避免尿布疹产生。

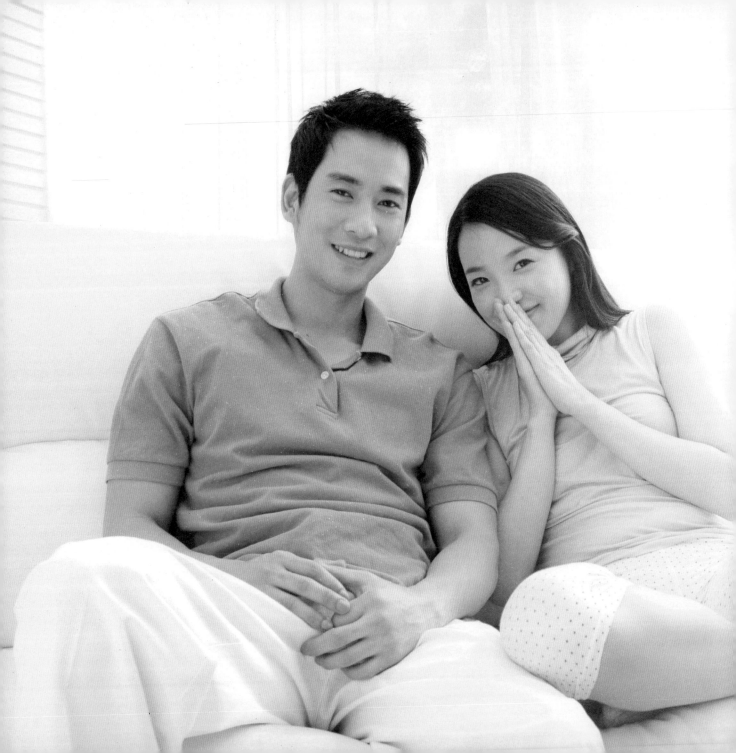